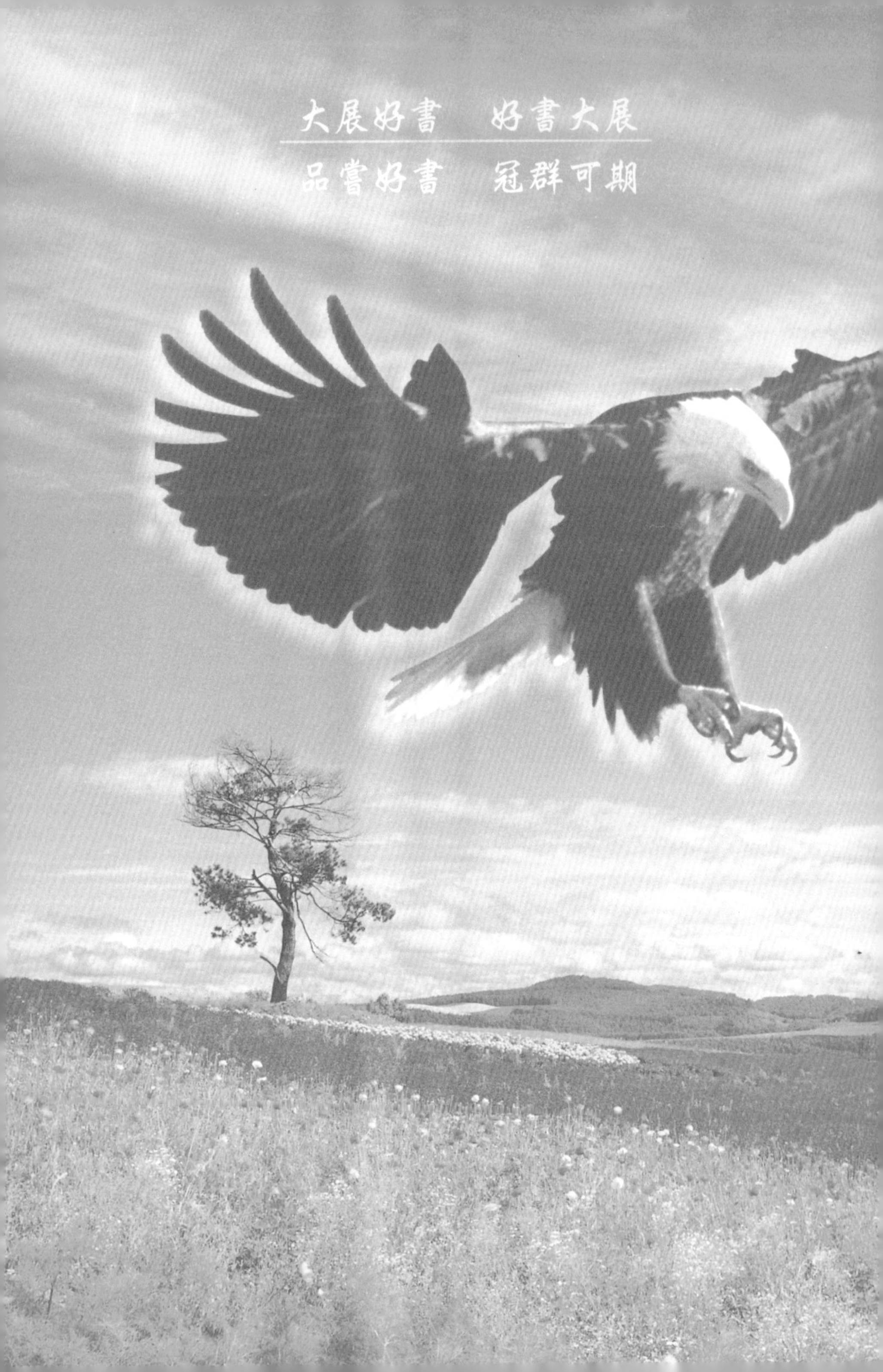

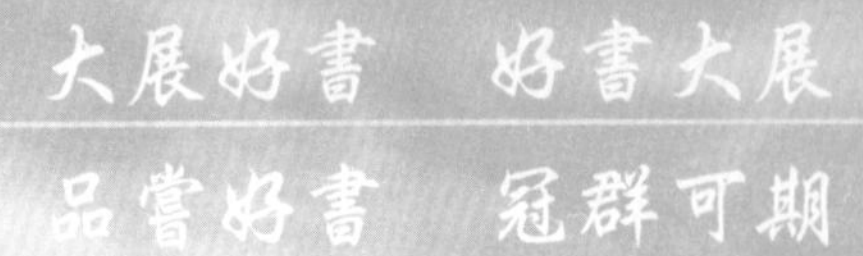
大展好書　好書大展
品嘗好書　冠群可期

大展好書　好書大展

品嘗好書　冠群可期

休閒保健叢書 27

按摩特效穴速成

（按摩特效穴圖解）

附VCD

余平波 編著

品冠文化出版社

國家圖書館出版品預行編目資料

按摩特效穴速成 ／ 余平波　編著
——初版，——臺北市，品冠，2013〔民102.01〕
面；21公分 ——（休閒保健叢書；27）
ISBN 978－957－468－926－2（平裝；附影音光碟）
1.穴位療法　2.經穴　3.按摩
413.915　　101023053

按摩特效穴速成 附VCD

編　　著／余 平 波
責任編輯／壽 亞 荷
發 行 人／蔡 孟 甫
出 版 者／品冠文化出版社
社　　址／台北市北投區（石牌）致遠一路2段12巷1號
電　　話／（02）28233123 · 28236031 · 28236033
傳　　眞／（02）28272069
郵政劃撥／19346241
網　　址／www.dah-jaan.com.tw
E－mail ／ service@dah-jaan.com.tw
承 印 者／傳興印刷有限公司
裝　　訂／建鑫裝訂有限公司
排 版 者／弘益電腦排版有限公司
授 權 者／遼寧科學技術出版社
初版1刷／2013年（民102年）1月

定 價／280元

序

按摩乃全人類最古老的醫療方法之一。世界各國文明發源地都有與其獨特文化背景和醫學理論體系相適應的按摩療法，並不斷發展，流傳至今，形成了諸多精彩紛呈的按摩流派。

點穴按摩又名經穴按摩，或稱指標療法，爲中國所特有，是中國傳統醫學指導下的按摩療法。點穴按摩所本之穴有二，一曰經穴，二曰阿是穴。阿是穴，源自《黃帝內經》的「以痛爲輸」，穴無其名，亦無定處，隨病而現，隨時而變，臨床主要依據體表觸診時的疼痛酸脹等反應而確定治療點，擅長治療經筋系統疾病。

而經穴，主要是指十四經的腧穴，是經絡的「脈氣所發」和「神氣之所游行出入」之處。「氣穴所發，各有處名」，也有相應的功效主治。然古今對經穴作用之闡述，關乎針灸者多而關乎按摩者少。本書從按摩的視角審視經穴的作用，作出了可喜的探索。

吾遍覽古今按摩諸書，鮮有取獨穴而癒疾者。發其端者，清光緒年間《推拿小兒全書》的作者徐宗禮也。徐公主張絕大多數病症僅用獨穴推拿即可治癒。如拿列缺發汗，治療傷寒感冒；推大腸，治療脾虛腹瀉、痢疾等。

敢於獨穴治病之底氣，除了來自於臨床經驗之外，更應借鑒古今文獻。本書對一病一穴的資料整理，或可補俗醫所缺之一二。爲此，作者付出了辛勤的勞動。觀其所選之穴，皆從臨床實踐中來，療效確實，堪當「首選」。名爲「特效穴」，亦無不可。一病一穴，已將選穴精簡到了極致，非深諳穴性者不能爲也。

本書選穴精當，手法簡單，敘述流暢，不用術語，看似淺顯，實頗可讀。不僅可供推拿醫師參考，更可爲平民百姓對付病症「按圖索驥」之助。不過，也不要奢望按摩治百病。大病、複雜的病，還是應當聽取專科醫師的意見。

平波是我的學生，今年正當七年制針灸推拿專業碩士畢業。中醫世家出身的他，自幼受家庭薰陶，耳濡目染，培養了對針灸、按摩的濃厚興趣。入學後孜孜不倦、勤學好問，又樂於實踐、善於思考，始有今日之成就。後生可畏，前途無量！

書將付梓，索序於予。欣然應允，以爲祝賀。

是爲序。

趙 毅 庚寅立春於上海中醫藥大學
（上海中醫藥大學針灸推拿學院
推拿學基礎教研室主任、教授、研究生導師）

前　言

按摩是人類最古老的醫療方法，是人們在勞動生產過程中不慎受到外傷或生病時，偶然發現按摩某個部位能夠減輕疼痛，這些經驗長期積累而逐漸形成的獨特的治療方法。

《黃帝內經》是專門記述和總結我國遠古時代醫事活動及其經驗的一部醫學典籍。《黃帝內經素問·血氣形志》云:「經絡不通，病生於不仁，治之以按摩醪藥。」十分明確地將按摩列爲首選療法，同時也指出經絡不通是疾病的根源。

隨著實踐經驗的不斷積累，穴位的治療作用受到臨床醫生的重視，因此在按摩治療中就有了很多穴位按摩的內容。

穴位按摩是獨特的中國僅有的按摩手法。其融針灸、按摩於一體，手法剛柔相濟、緩急有序、輕重得當，調整和激發人體的生理功能，產生補虛瀉實、通絡止痛、清熱散寒、消積祛瘀、溫通發汗等作用。

因爲用於穴位按摩的手指作用類似於針灸療法所用的針具，故有人稱其爲「以指代針」，或稱爲「指針療法」。也有人將點穴和按摩聯繫起來，稱爲「點穴按摩」。

在長期的按摩實踐中，對穴位的穴性研究不斷地深入，醫生們發現只需按摩很少的穴位，甚至精簡到只需按摩一個穴位，同樣可以獲得滿意的療效。

只需按摩一個穴位就能解除病痛，對於按摩醫生來說，只不過是按摩過程簡單了一些，而對於廣大讀者來說，意義卻非同尋常。如果說原來找穴位有點暈頭轉向，那麼現在只需要找一個穴位，顯然是力所能及了。

只有當尋找穴位不是問題之後，自我按摩來解決身上的病痛才成爲可能。

一般來說，治療閉合性的關節及軟組織損傷：如腰椎間盤突出症、腰肌扭傷、梨狀肌綜合徵、半月板撕裂、膝關節副韌帶損傷、腕關節扭傷、指間關節挫傷等，肌肉、韌帶的慢性勞損：如頸肌勞損、背肌勞損、腰肌勞損、跟腱炎、網球肘以及骨質增生性疾病：如頸椎骨質增生、腰椎骨質增生、膝關節骨性關節炎等，是按摩之所長。一旦穴位按摩成爲按摩手法中重要的內容，經絡、穴位所產生的治病效應使按摩的效果則更加顯著，同時也使適宜按摩的病種不斷擴大。從這本小書的目錄也可以看出，按摩特效穴已涵蓋內、外、婦、兒、骨傷、五官、皮膚、泌尿、生殖、美容、保健等各科。

很早以前，我就在按摩實踐中注重單個穴位的經驗積累，爲的就是有朝一日將這些經驗提供給廣大讀者，使大家不必爲尋找穴位而煩惱，也不必爲按摩的效果而擔心，爲大家的健康「保駕護航」。

我唯一的願望就是當您有個「頭疼腦熱」的時候，翻一翻這本小書，能夠幫助您儘快擺脫「困境」！

余平波

目 錄

第一章

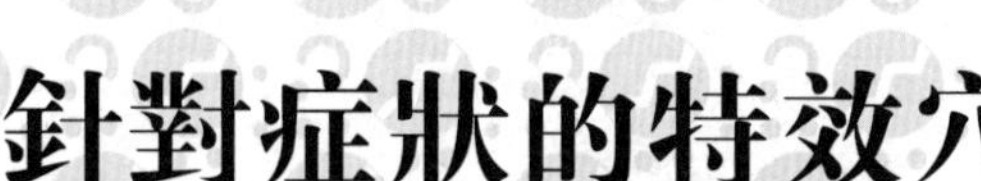

針對症狀的特效穴

1. 發熱特效穴——曲池穴

發熱俗稱「發燒」，也叫「發寒熱」，常伴有寒戰、頭痛、心跳及呼吸加快，精神疲乏、食慾減退等症狀。發熱時立即按揉曲池穴可以退熱。

【標準定位】

曲池穴

屈肘成直角，在肘橫紋外側紋頭與肱骨外上髁連線中點。左右共2穴。

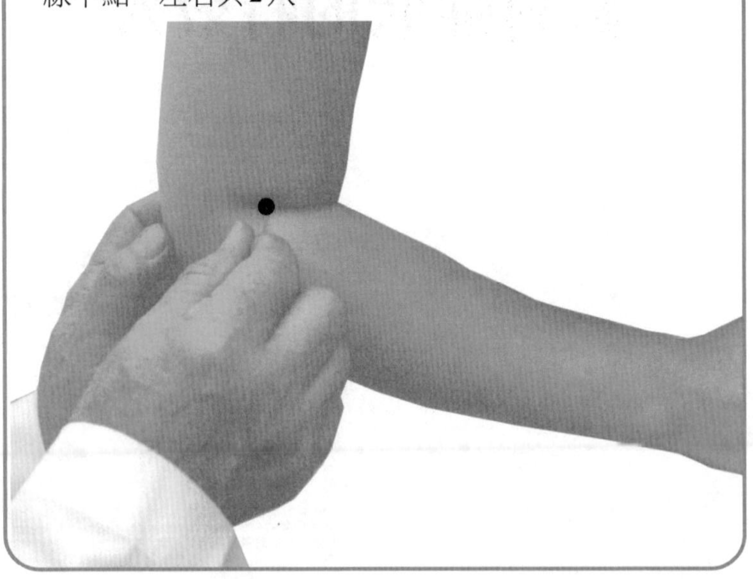

【按摩手法】

按揉曲池穴

左肘屈曲，用右手拇指指端對準肘橫紋處的曲池穴，用力下壓，並做小幅度的揉動，下壓的力量逐步增加，直至有酸脹難忍的感覺爲佳。兩手交替，連續按揉2～3分鐘。

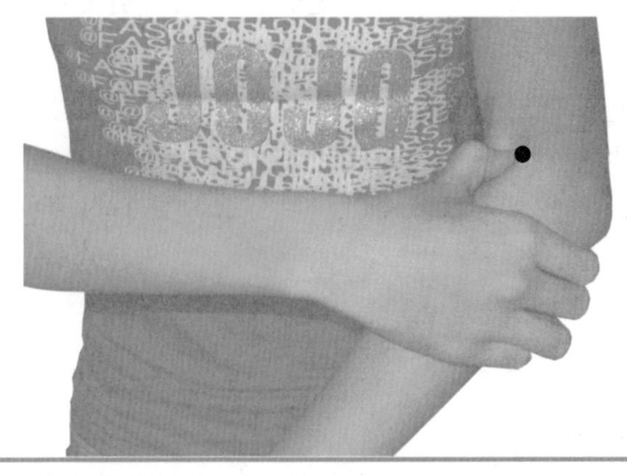

【經驗談】

按摩曲池穴退熱十分安全，無任何副作用。尤其對感受風寒之後的發燒有確切的退熱效果。

筆者曾因扁桃體發炎而高燒，渾身滾燙，無力按摩，將傷濕止痛膏貼於兩臂曲池穴，便昏昏睡去，竟一覺睡到天亮，醒來後熱退身涼、神清氣爽。《針灸甲乙經》記載「傷寒餘熱不盡，曲池主之」。此後凡遇發熱患者求診，必用曲池，每每獲效。

曲池穴還能清心除煩，緩解心情煩躁。**每天點揉曲池穴3～5分鐘可以穩定血壓、血糖。**

2. 咽痛特效穴——少商穴

咽痛是一種症狀，主要是咽部疾病所引起的。初覺咽乾、發脹，繼發癢、咳嗽，以致灼痛，空咽時咽痛較劇，咽側索受累時則可發生劇烈的放射性耳痛。嚴重的會出現全身症狀，如寒戰、高熱、全身不適、頭痛、食慾不振、便秘、口渴，甚至噁心、嘔吐等。一旦出現咽痛，立即指掐少商穴，常有立竿見影的效果。

【標準定位】

少商穴

在拇指橈側，去指甲角0.1寸處。左右共2穴。

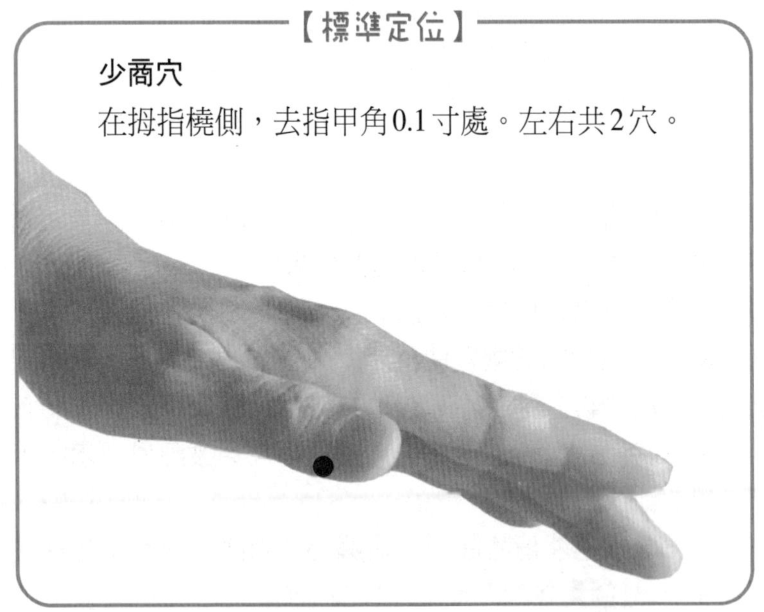

【按摩手法】

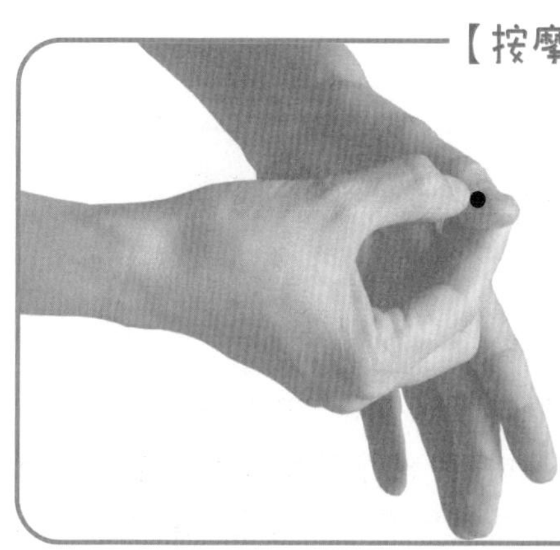

掐少商穴

用拇指指甲對準少商穴用力下掐數秒，反覆多次。兩手交替進行。

【經驗談】

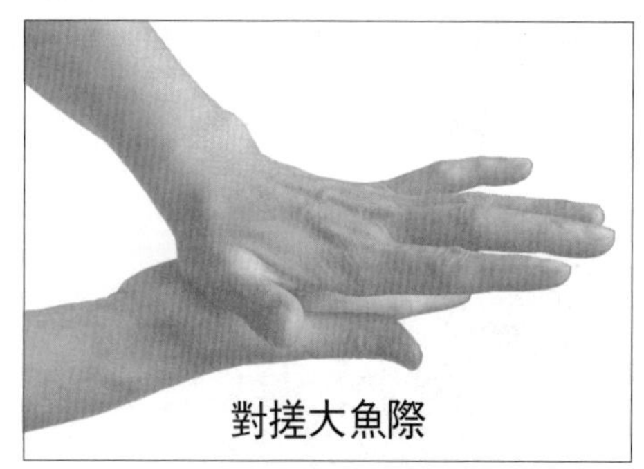

對搓大魚際

少商穴是治療咽痛的特效穴，尤其是在咽痛早期，常效如桴鼓。如遇咽痛劇烈，下嚥困難，來勢兇猛，恐爲急性會厭炎，不宜按摩治療，應去醫院配合藥物治療，收效方爲快捷。

指掐少商穴的同時，用膨大海泡水飲用可使咽喉部感覺舒適。尤其對熱證表現爲口乾便秘、頭痛目赤者，效果顯著。而對於寒證所引起的咽痛，可就效果平平了。這就是爲什麼同樣的咽痛，泡飲膨大海有效、有不效的原因。

日本流行兩手對搓大魚際以治療咽痛，直至發紅發熱為止，一般5～6分鐘。不失爲咽痛的另一治法，對預防感冒也有一定的幫助。

3. 咳嗽特效穴——列缺穴

咳嗽是人體的一種保護性呼吸反射動作。當氣管發炎，受到炎症引起的痰液或過敏性因素等刺激時，就會發生咳嗽。雖然說咳嗽有助於排出痰液，有利於消除刺激呼吸道的因素，但是咳嗽不僅會把氣管病變擴散到鄰近的小支氣管，使病情加重，而且持久、劇烈的咳嗽十分消耗體力。咳嗽的特效穴為列缺，按壓列缺穴能緩解咳嗽。

【標準定位】

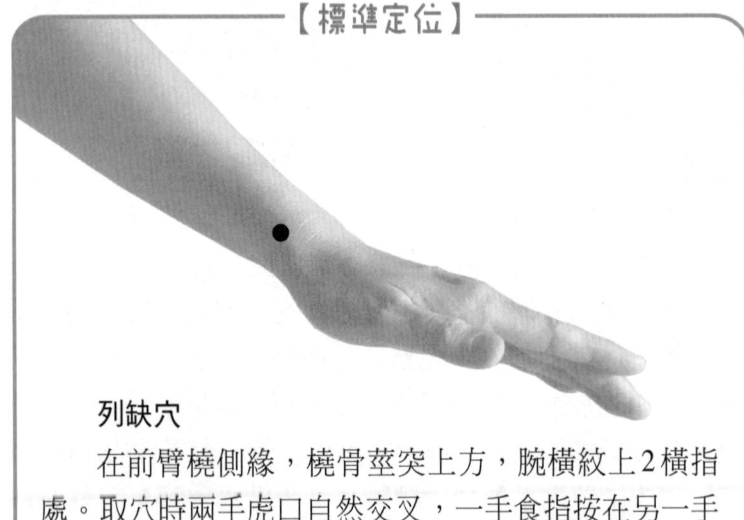

列缺穴

在前臂橈側緣，橈骨莖突上方，腕橫紋上2橫指處。取穴時兩手虎口自然交叉，一手食指按在另一手的橈骨莖突上，當食指尖所指處。左右共2穴。

【按摩手法】

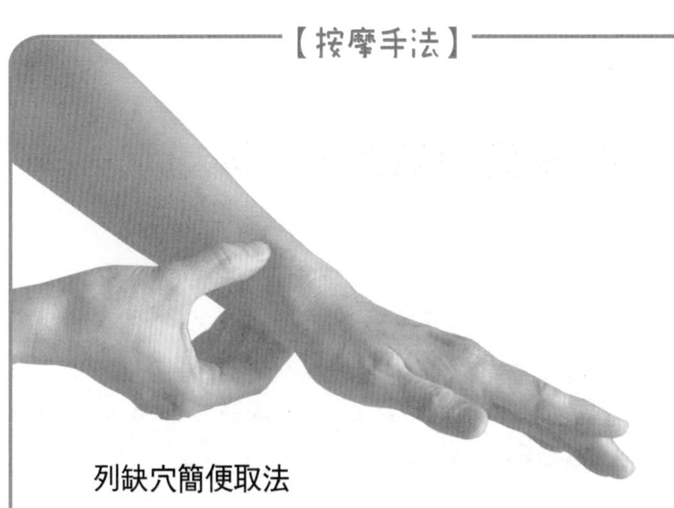

列缺穴簡便取法

用拇指指端按住凹陷最深處，逐漸用力，必須感覺到局部酸脹。按壓10秒左右後放鬆1～2秒，再繼續按壓。每天按揉2次，每次5分鐘。兩手交替進行。

【經驗談】

列缺穴治療咳嗽效果顯著。從列缺穴的命名也可看出一些端倪。列，通「裂」；缺，指雲的縫隙。閃電從雲中決裂而出，故稱「列缺」。唐・李白《夢遊天姥吟留別》有「列缺霹靂，丘巒崩摧」之句，該穴以「列缺」命名，可見其效迅速。

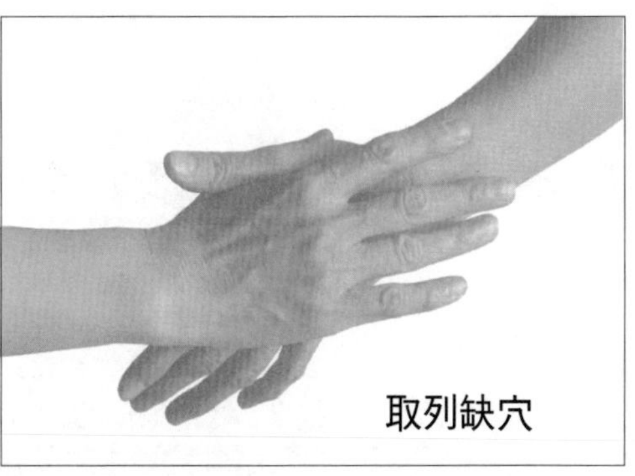

取列缺穴

4. 尿血特效穴——尿血穴

尿血又稱溺血，指尿液中混有血液，或伴有血絲、血塊。常見引起血尿的疾病有腎炎、泌尿系統感染、出血性膀胱炎、泌尿系結石、腎結核、腎腫瘤、腎及尿道損傷等。尿血時推擦尿血穴可作為輔助治療。

【標準定位】

尿血穴

第7胸椎旁開5寸處。坐位或俯臥位時，當肩胛骨下角端。左右共2穴。

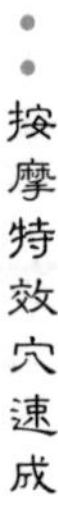

【按摩手法】

推擦尿血穴

用拇指指腹反覆推擦100～200次，直至皮膚發紅、發熱。每次推擦10分鐘以上。

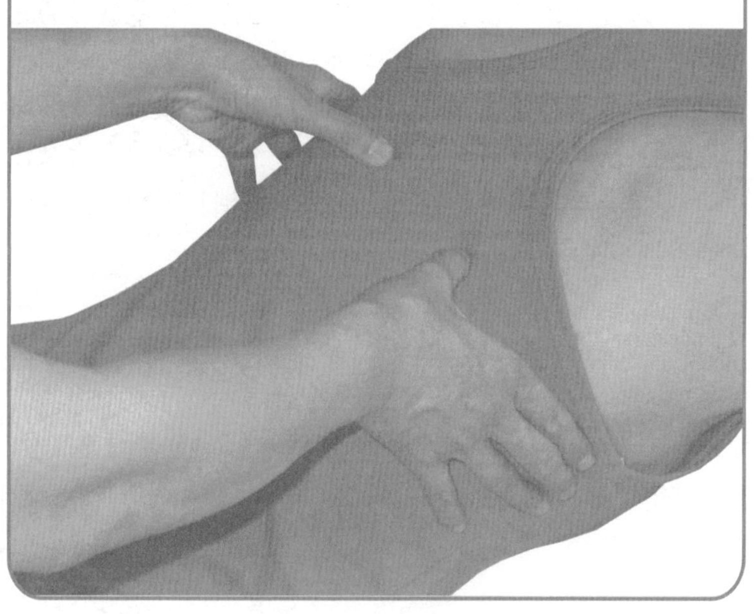

【經驗談】

尿血穴是治療尿血的經驗穴。推擦此穴時力要深透，每次推擦時間不得少於10分鐘。初次治療，每天宜推擦2～3次。隨尿血減輕，再酌情減少推擦次數。

5. 便血特效穴——血愁穴

便血可見於多種消化道疾病，如痔瘡、肛裂、結腸息肉等。如果便血的顏色是鮮紅的，附於糞便表面而不與糞便相混，多為痔瘡。如果大便時肛門劇痛，出血較少，多是肛裂。如果大便時無不適感，便後經常可以看到大便上有血，要排除息肉。按摩血愁穴對治療消化系統引起的便血有效。

【標準定位】

血愁穴

位於腰部正中線，第2腰椎棘突上方凹陷中。

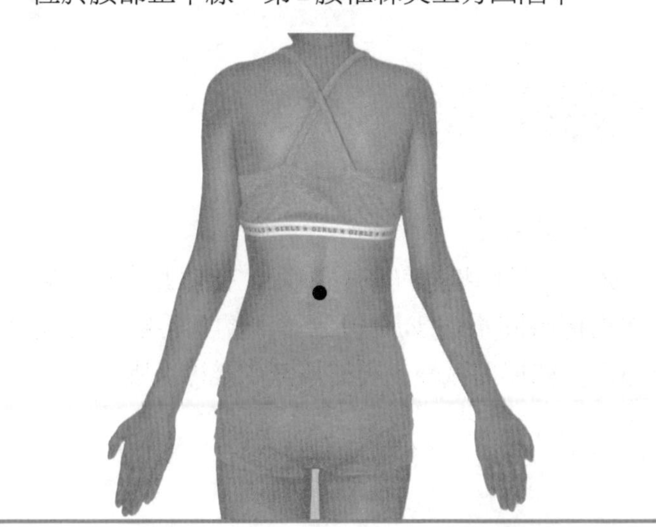

【按摩手法】

側擦血愁穴

掌指伸直，用小魚際部位緊貼血愁穴，做直線往返摩擦，每次摩擦100下。

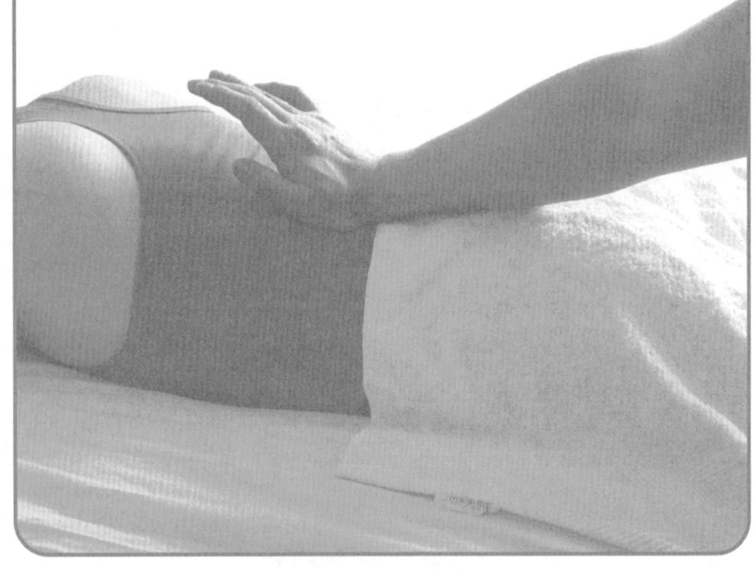

【經驗談】

便血的原因很多，便血的輕重程度各有差異。血愁穴是治療出血的經驗穴，有一定的效果。治療時宜抱有謹慎的心態，如出血量大或突然出血，應先檢查確診後再擬按摩治療。對於大便有黏液、排不乾淨或便後肛門墜脹，以及腹部疼痛、快速消瘦者，應當立即去醫院診治。

據有關部門統計表明，因直腸癌肛門出血，沒有及時確認，延誤半年的達50%，延誤3個月的達70%，延誤1個月的達90%。應當提高警惕，以免貽誤病情。

6. 胸痛特效穴——巨闕穴

從頭頸到最下面一根肋骨的範圍之內任何部位的疼痛統稱為胸痛。引起胸痛的疾病有胸部帶狀疱疹、肋軟骨炎、肋間神經痛、肋骨骨折、胸膜炎、肺炎、肺癌、氣胸、食管癌、心絞痛、心肌梗塞和心包炎等。**慢性胸痛或來勢較緩的可以推擦巨闕穴以緩解疼痛。**

【標準定位】

巨闕穴

在上腹部，前正中線上，胸骨下緣凹陷中。

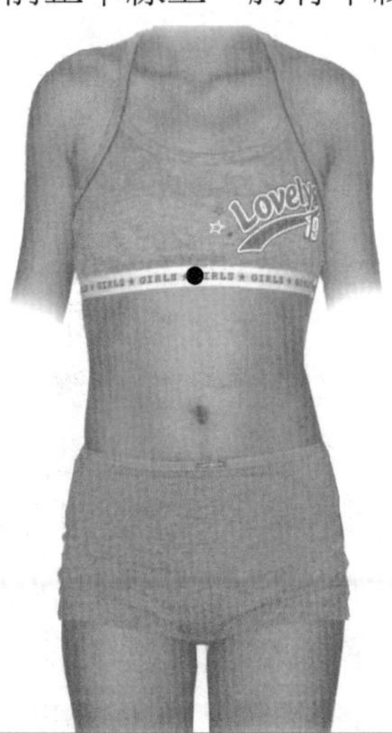

【按摩手法】

推擦巨闕穴

坐在椅子上或是仰臥在床上，用拇指或食指指腹反覆推擦3～5分鐘。

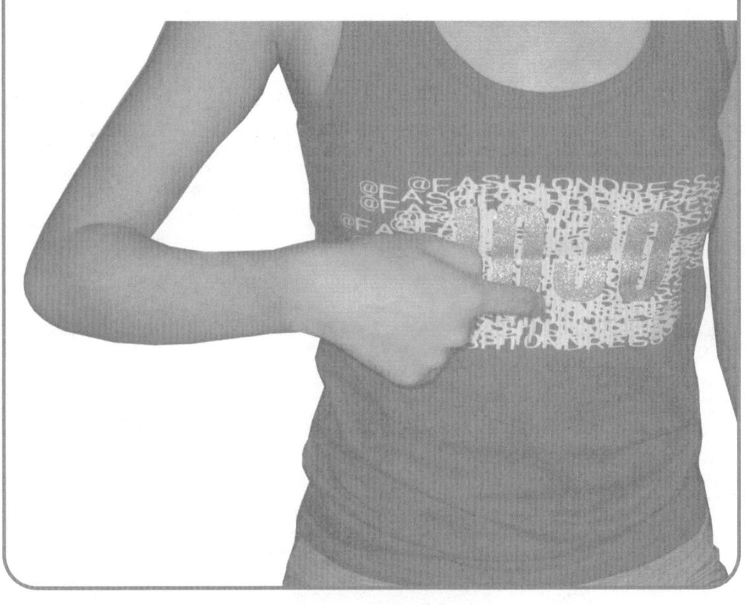

【經驗談】

巨闕穴是治療心肌缺血所致胸痛的特效穴。推擦時可用拇指指腹推擦，也可用整個手掌推擦或小魚際推擦。推擦時宜結合按揉，可提高穴位的「得氣」感，從而提高療效。

7. 胸悶特效穴——督俞穴

胸悶是一種感覺，即感覺到透不過氣來。導致胸悶的疾病有肺氣腫、支氣管炎、哮喘、肺不張、肺梗塞、冠心病、肺心病、風心病、先天性心臟病、心臟腫瘤等。按揉督俞穴可緩解胸悶。

【標準定位】

督俞穴

在背部，當第6胸椎棘突下，旁開1.5寸處。左右共2穴。

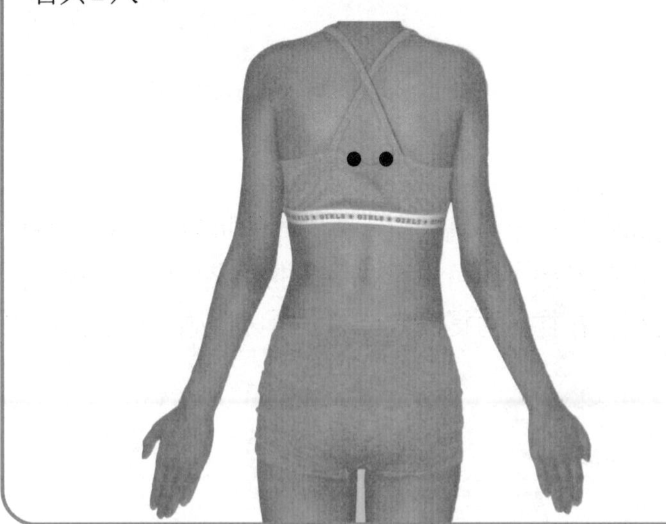

【按摩手法】

按揉督俞穴

拇指按揉雙側督俞穴1～2分鐘，也可手握空拳，兩手交替捶擊3～5分鐘。督俞穴理氣止痛、強心通脈作用較強。

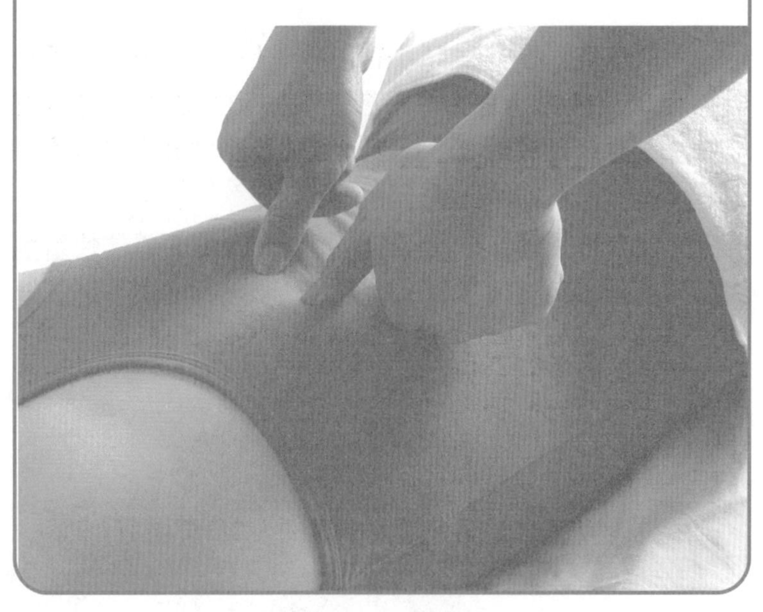

【經驗談】

督俞穴理氣止痛、強心通脈作用較強。一般來說，胸悶是由冠心病冠狀動脈供血不足引起的最為多見，因此有「冠脈缺血胸悶當先」一說。胸悶時可按摩督俞穴。

8. 暈厥特效穴——人中穴

暈厥俗稱「昏倒」或「昏厥」，是一過性腦供血不足引起的意識障礙。發生時面色蒼白、神志消失、突然倒地，一般持續數秒到數分鐘後蘇醒。發生前大多有頭暈、眼花、噁心、無力、出冷汗等先兆。

無論何種暈厥，一旦發生，應立即平臥，並儘快重掐人中穴，促使其儘快蘇醒，以免大腦長時間缺氧而造成傷害。

【標準定位】

人中穴

位於人體的面部，當人中溝的上1/3與中1/3交點處。

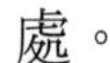

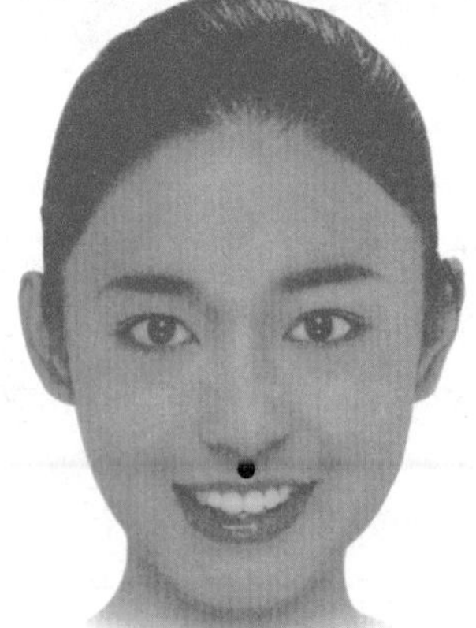

【按摩手法】

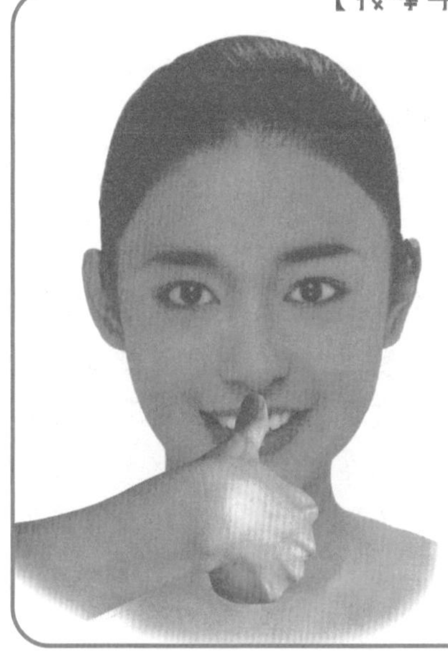

指掐人中穴

用拇指指甲對準人中穴部位，逐漸用力掐壓，每次持續 0.5～1.0 秒，每分鐘掐壓 20～40 次，直至甦醒。

【經驗談】

暈厥要和昏迷、眩暈相區別。暈厥是短暫性意識喪失，不能維持站立而昏倒，一般持續數分鐘後蘇醒。昏迷則有較長時間的意識喪失，而眩暈則完全清醒，不伴有意識喪失。

掐人中穴是十分有效的急救措施，實驗研究已經表明，刺激人中穴具有升高血壓的作用，以保證各臟器的血液供應而維持生命活動，爲治療原發病贏得寶貴的時間。

有學者研究了刺激人中穴對升高血壓及呼吸活動的影響，提出每分鐘掐壓 20～40 次，每次持續 0.5～1.0 秒，既能充分發揮升高血壓的作用，又可避免對呼吸活動的不利影響。

9. 嘔吐特效穴——合谷穴

嘔吐是一種複雜的反射性動作，在嘔吐的過程中，腹肌和膈肌急劇收縮，腹腔和胸腔的壓強上升，擠壓胃內容物上升經由口腔吐出。嘔吐多因胃腸道疾病所致，如過量飲酒、食入餿腐變質的食物、受涼等，如進食後出現突然噴射狀嘔吐，無明顯噁心及其他不適，也不影響食慾，嘔吐後仍可進食，則屬於神經性嘔吐。嘔吐時按揉合谷穴可以緩解。

【標準定位】

合谷穴

位於手背，第1、第2掌骨間，當第2掌骨橈側的中點處。左右共2穴。

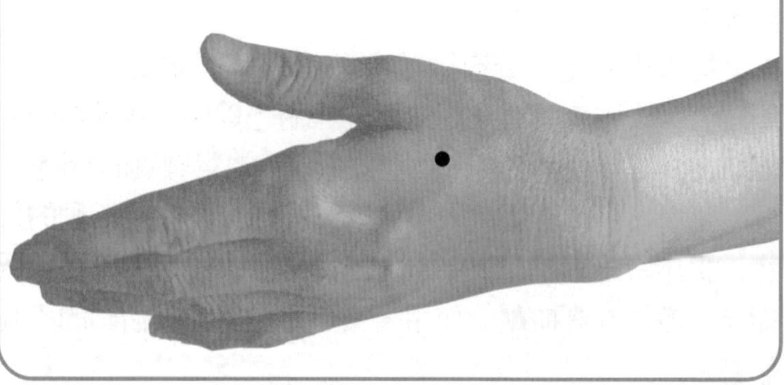

【按摩手法】

按揉合谷穴

用一手手掌貼住另一手手背，拇指指端置於合谷穴上，向下按壓並揉動3～5分鐘。兩手交替進行。

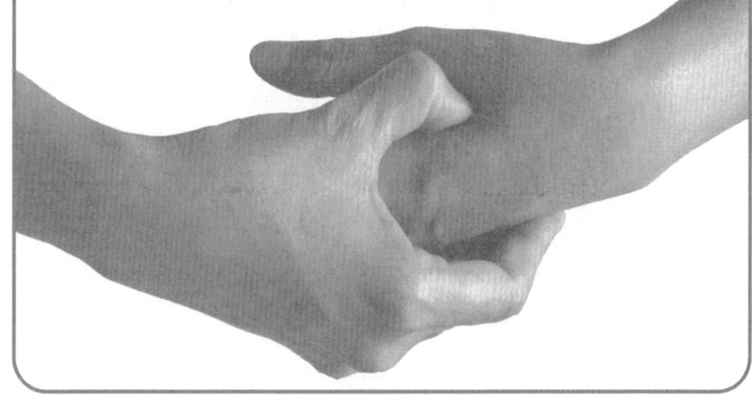

【經驗談】

合谷穴多用於頭面部疾病，故有「面口合谷收」之歌訣。合谷又爲止痛要穴，如牙痛、頭痛、痛經等症常可應手而效。殊不知合谷穴還是止吐的特效穴。

合谷穴屬大腸經，大腸經與足陽明胃經相接。《內經》所謂「大、小腸皆屬於胃」，因此合谷穴能安和胃腸、降逆止嘔。此外現代解剖發現，合谷穴的傳入部位與嘔吐的神經支配基本相同，爲合谷穴止吐提供了解剖學方面的依據。

有報導，按摩合谷穴治療術後嘔吐總有效率為97%。還有報導，按壓合谷穴能降低胃鏡檢查時的不適感，屆時可以試用。

10. 上腹痛特效穴——中脘穴

一般情況下，腹痛部位與所在臟器有關。如肝、膽痛在右上腹；胃、十二指腸痛在上腹部或偏左或偏右；胰腺痛多在左上腹。腹部受寒常會引發上腹部疼痛。掌揉中脘穴可以緩解上腹部痛，但要確定是何原因引起的疼痛。

【標準定位】

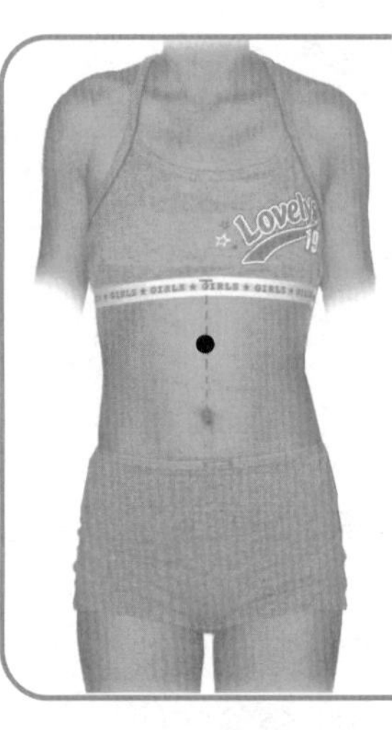

中脘穴

在上腹部，前正中線上，當肚臍中上4寸，也就是胸骨下端與肚臍連線中點處。

【按摩手法】

掌揉中脘穴

仰臥，雙腿屈曲或自然伸直，將右手掌心重疊在左手背上，左手的掌心緊貼於中脘穴上，適當用力揉按2～3分鐘。

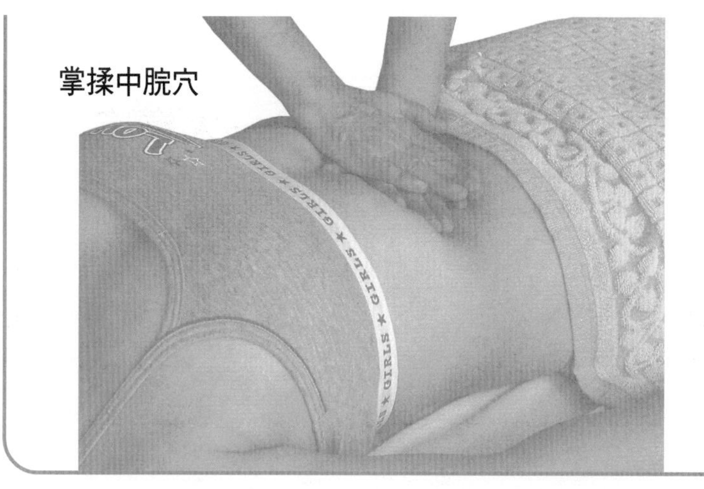

【經驗談】

掌揉中脘穴不僅可以止痛，平時按摩還可以促進胃腸道蠕動，增強腸胃消化吸收的能力，排出胃腸道的脹氣，並能改變便秘的狀況，使排便順暢。

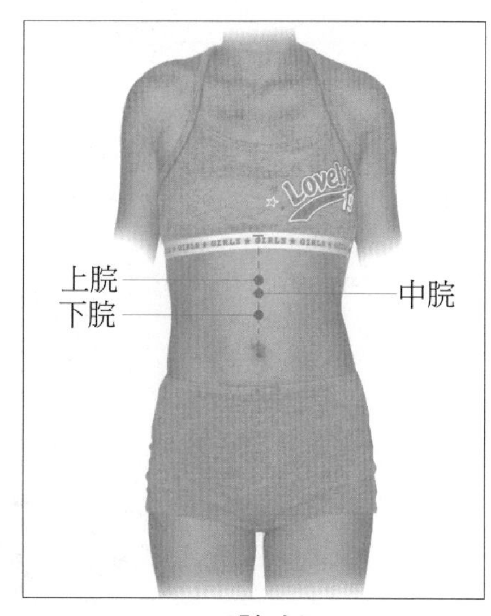

三脘穴

中脘穴上1橫指為上脘；中脘穴下2橫指為下脘，三穴合稱「三脘」。經常用指端或掌根順時針摩揉三脘穴，能增強脾胃的消化功能，而且有助於防治各種胃腸疾病，還能提高人體的免疫功能和抗病能力。

11.下腹痛特效穴——大橫穴

下腹痛最常見的是腸道痙攣，如過食生冷食物、腹部吹到冷風或夏季貪涼露宿等。要分清腹痛的原因，如果是急腹症引起的腹痛，要及時去醫院診治。

大橫穴位於腸道的相應部位，大面積按揉使血氣分散、寒氣不得停留而疼痛消失。

【標準定位】

大橫穴

在腹中部，距肚臍4寸處，當兩側乳頭直下與肚臍水平線的交叉處。左右共2穴。

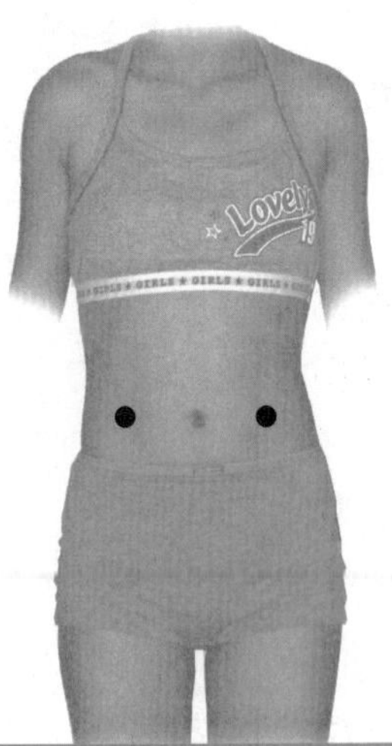

【按摩手法】

掌揉大橫穴

將兩掌分別平放於大橫穴上，兩中指正對於臍中，稍加用力後順時針方向揉動，令腹內有熱感爲佳。

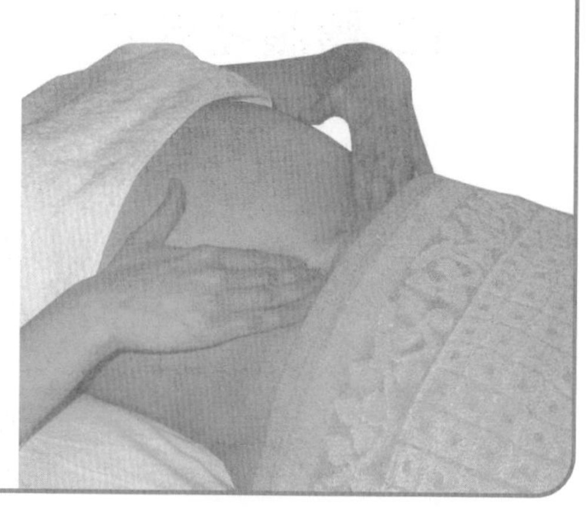

【經驗談】

由於寒氣進入腹部而引起腹痛，因此驅寒為第一要義。掌揉大橫穴時，先將兩掌相合，用力快速搓動，至兩掌發熱時，迅速覆蓋於大橫穴上，再進行按揉，亦即驅寒之意。患者會立即感到舒適、放鬆，腹痛也會很快解除。也可按摩臍兩旁2寸處（3橫指）的天樞穴，對於急性腹瀉引起的腹痛很有效。

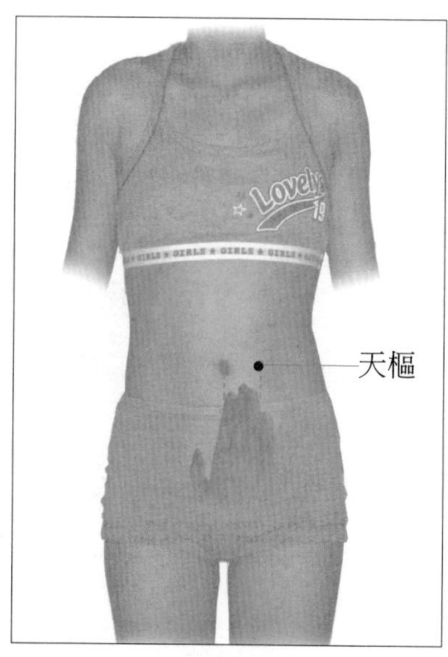

天樞穴

12. 腹脹特效穴——建里穴

正常人胃腸道內也有氣體瀦留，一般在100～150毫升，主要分佈於胃和結腸內。這些氣體在胃腸道內並不會產生脹的感覺。只有當氣體超過胃腸道的「耐受量」時，才會出現腹部脹滿的感覺。X光攝片可見胃腸大量積氣。有些疾病常引起明顯的腹脹感，如急性胃擴張、胃下垂、腸梗阻、幽門梗阻、胃腸神經官能症等。

點顫建里穴可有效防治腹脹。

【標準定位】

建里穴

在上腹部，前正中線上，當臍中上4橫指。

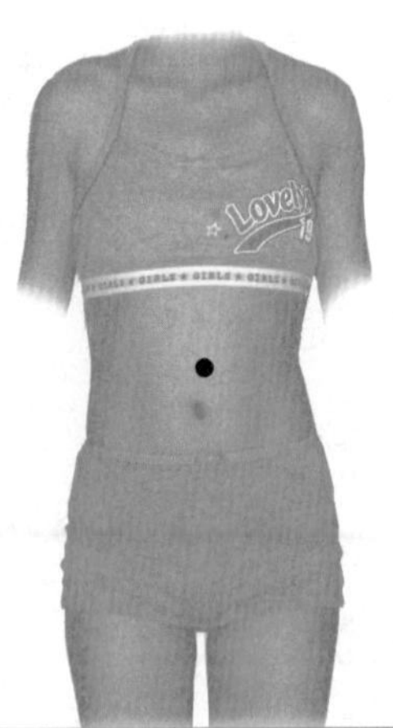

【按摩手法】

點顫建里穴

仰臥，食指、中指、無名指併攏，抵住建里穴用力按壓，並同時用上臂發力，進行顫抖，約半分鐘。

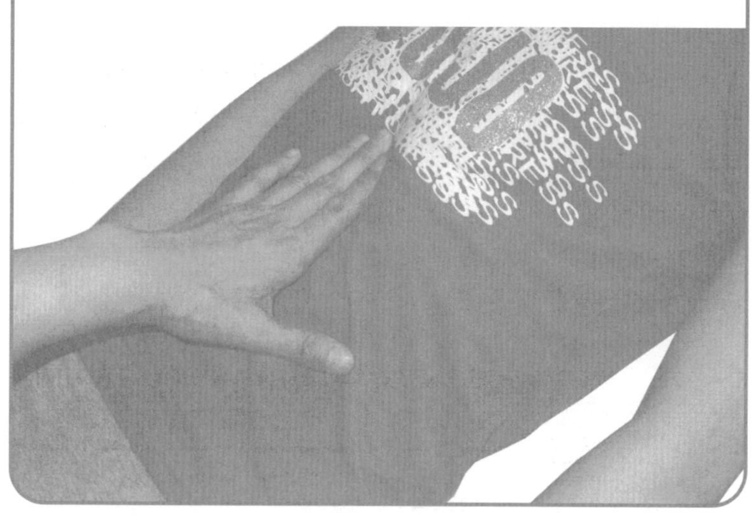

【經驗談】

點顫法本身會產生機械刺激，使腸蠕動增快而排出氣體，因此建里穴被認爲有和胃健脾、通降腑氣的功能。顫動的動作一定要迅速、短促而均勻，達到每秒顫動10次左右，也就是每分鐘達到600次左右爲最佳。

在點顫治療期間，忌吃糯米、大棗、桂圓、蓮子、飴糖、豆漿、洋蔥、黃豆、芡實、蕎麥麵、赤砂糖、白糖等容易脹氣的食物。可酌情進食金橘、蘿蔔等能理氣解鬱、化痰除脹的水果和蔬菜。也可嚼食金橘餅，每次1～2枚，有助於消除脹氣。

13. 呃逆特效穴——耳穴膈區

呃逆俗稱「打嗝兒」，是橫膈不由自主地間歇性收縮所致，常常在吃飯過快、食物過熱、過辣時突然產生。民間止呃的方法很多：大口吞水、突然拍打、鼻腔引發噴嚏、拉舌、壓喉、壓眼球、捏鼻、捏小腿肚兒等。

指切耳穴膈區是我的經驗，屢試屢驗，突發呃逆時可先選用本穴，勝算把握較大。

【標準定位】

耳穴膈區

耳輪腳處。左右共2穴。

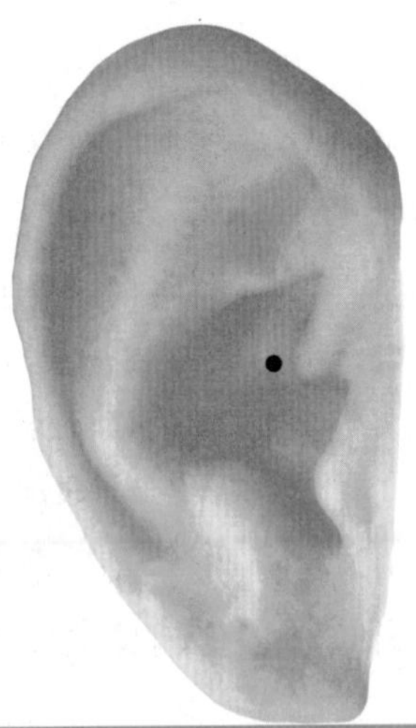

【按摩手法】

指切耳穴膈區

用任何一指指端抵住膈區的中央，稍用力下壓。止呃後即可鬆開。

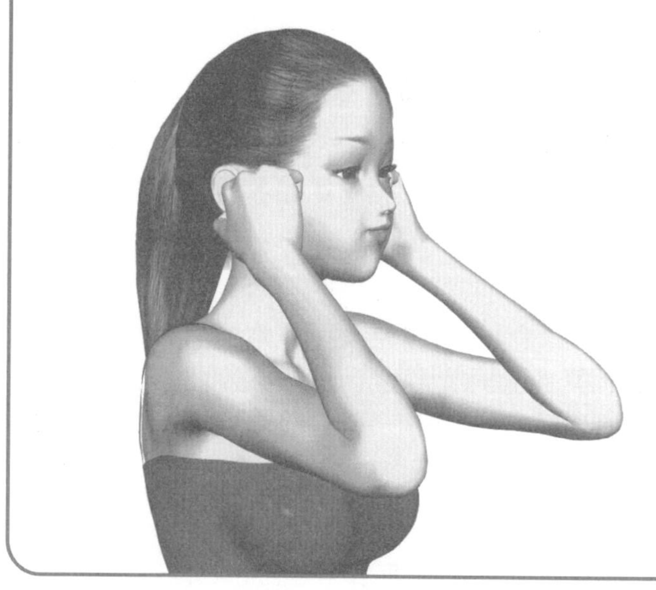

【經驗談】

耳穴膈區又名耳中，位於耳輪腳處。人體的十二經脈都與耳有緊密的聯繫，所以《內經》上說：「耳者，經脈之所聚也。」現代醫學生物全息理論證實，人的耳廓就是人體的縮影，耳穴與人體每一個器官都緊密相連。耳廓的耳輪腳聯繫著膈肌，指切耳輪腳後，膈肌放鬆，自然呃逆也就消失了。

14. 腹瀉特效穴——下痢穴

腹瀉是指大便次數增多，大便變得稀爛，呈蛋花樣或呈水樣。伴有腹痛、腹脹、便急、口渴等不適，嚴重的會出現輕度的脫水。腹瀉時，指壓足部下痢穴能得到緩解。

【標準定位】

下痢穴

位於足趾和第2趾中間向裡2公分處。左右共2穴。

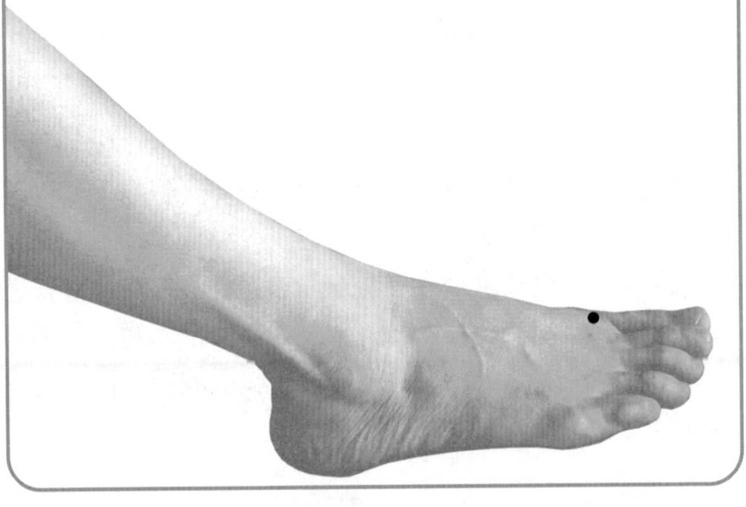

【按摩手法】

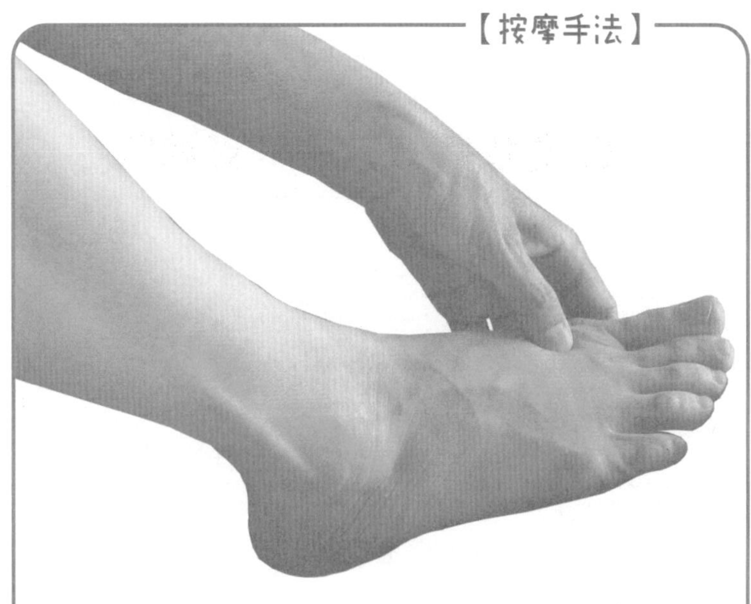

指壓下痢穴

用拇指指端頂住下痢穴，用力按壓5～6秒後抬起，過1～2秒後再按壓。如此重複15～20次。左、右腳交替進行。

【經驗談】

下痢穴是治療腹瀉的特效經驗穴。一出現腹瀉就應立即按壓此穴。一般情況下，按壓後便意會逐漸消失。如果腹瀉嚴重，按壓後症狀也會減輕。

15. 便秘特效穴——支溝穴

便秘多見於老年人，這是因為老年人腸道收縮力減弱，加上運動又少，使得糞便在腸道內停留時間延長，水分過度吸收而造成的。便秘還會導致腹部脹氣，讓人產生不適。按壓支溝穴能幫助您儘快擺脫便秘的困擾。

【標準定位】

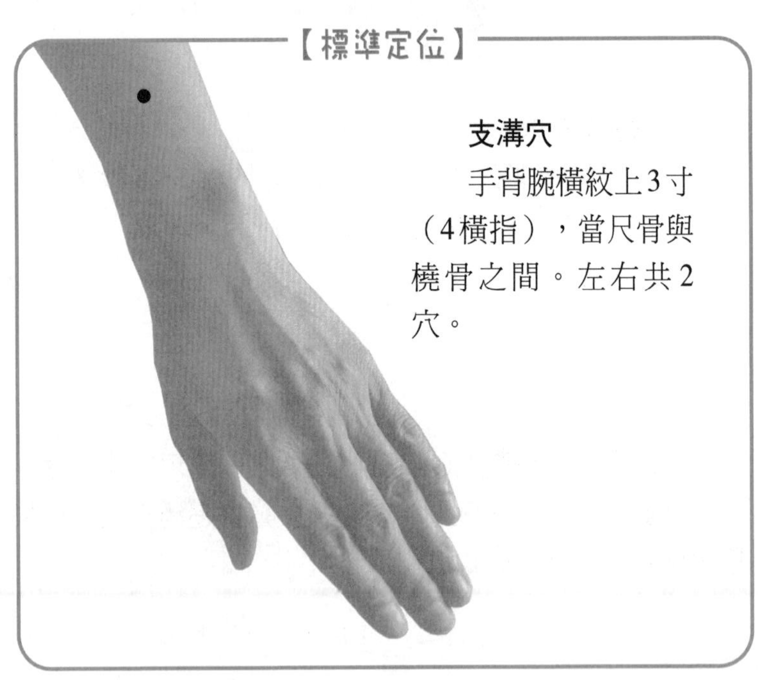

支溝穴

手背腕橫紋上3寸（4橫指），當尺骨與橈骨之間。左右共2穴。

【按摩手法】

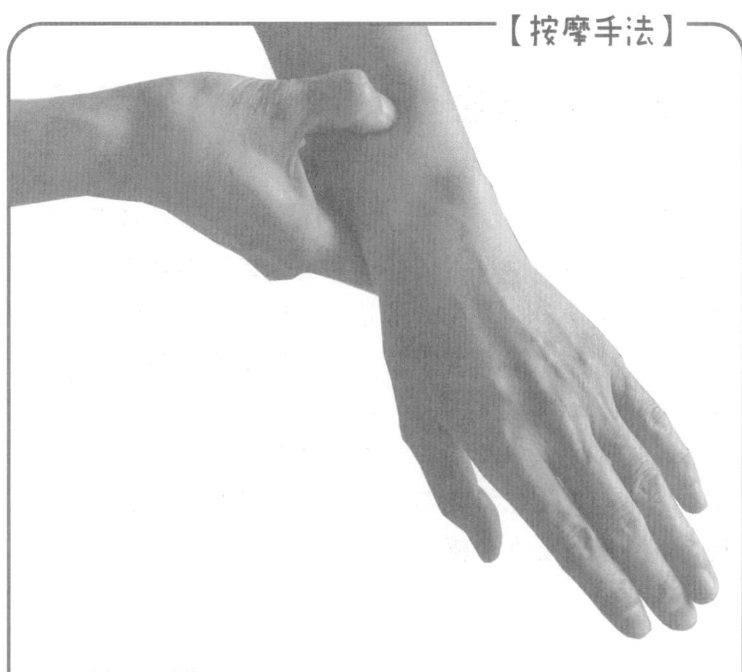

按壓支溝穴

以一手拇指指端按於另一手手背支溝穴上，用力下按，直至局部有酸脹感。持續10餘秒後放鬆，反覆按壓3～5分鐘。兩手交替進行。

【經驗談】

支溝穴是歷代醫家通便之要穴。古代文獻《玉龍歌》、《玉龍賦》、《類經圖翼》、《醫宗金鑒》等均載支溝穴善通大便。現代多用於習慣性便秘，不論其病程長短、體質如何，多收卓效。

16. 下肢水腫特效穴——三陰交穴

下肢水腫反映出可能患了某種疾病。如冠心病、高血壓及肺源性心臟病引起的心力衰竭，出現水腫多先起於雙側踝部，下午較明顯；如果患有肝硬化，多有肝病或長期嗜酒史，也是先起於雙下肢，可逐漸發展成為全身水腫；再嚴重會出現腹水。

慢性腎炎、糖尿病腎病等也可引起雙下肢水腫，但早期多先出現雙側眼瞼或面部水腫，早晨起床時最明顯，而後逐漸發展到全身水腫。

【標準定位】

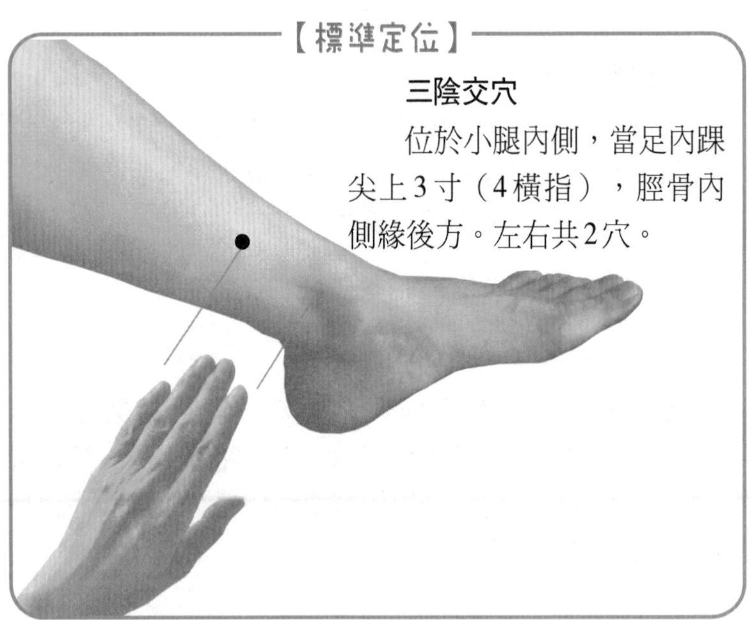

三陰交穴

位於小腿內側，當足內踝尖上3寸（4橫指），脛骨內側緣後方。左右共2穴。

【按摩手法】

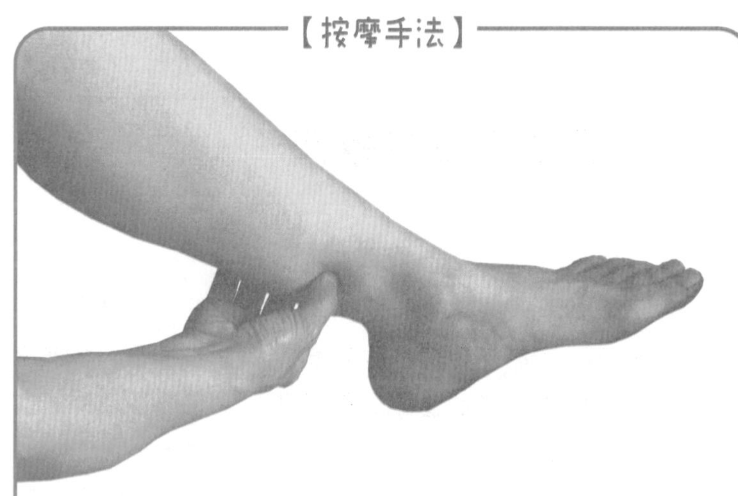

按壓三陰交穴

用拇指或中指指端對準穴位逐漸用力按壓，直至出現酸脹的感覺。持續5～6秒，間歇1～2秒，共按5～6分鐘。每天晨起及臨睡前進行。

【經驗談】

三陰交穴是脾、肝、腎三經的交會穴，能增強脾腎的功能而消除水腫。實驗研究也表明，刺激三陰交穴能增強輸尿管的蠕動，同時增加尿量。

本穴還有「婦科三陰交」的說法，因幾乎所有的婦科疾病，用三陰交穴皆甚有效，因而得名。平時常按摩，不僅能消除水腫，而且還能有效地防治月經不調、痛經、帶下、陽痿、不孕、小便不利，並能增強脾胃功能。

對於女性來說，有滋潤皮膚、養顏美容的功效，也是本穴的一大特點。

17. 面部水腫特效穴——太谿穴

絕大多數腎臟疾病，如慢性腎功能不全、慢性腎炎、糖尿病腎病等，都有面部水腫的表現。尤其多發於慢性腎炎，早晨起床時面部水腫感覺最明顯。中醫認為面部水腫與腎有密切的關係。太谿穴是足少陰腎經之「輸」穴，重在補腎，具有明顯提高腎功能的作用，所以指揉太谿穴對消除面部水腫大有裨益。

【標準定位】

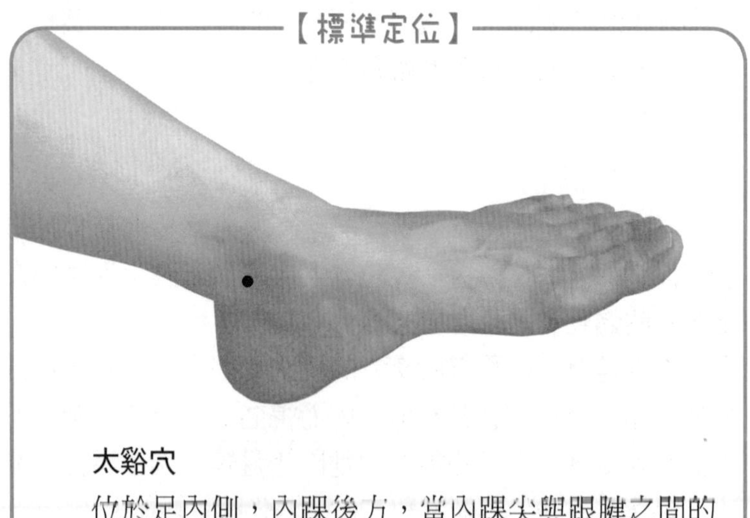

太谿穴

位於足內側，內踝後方，當內踝尖與跟腱之間的凹陷處。左右共2穴。

【按摩手法】

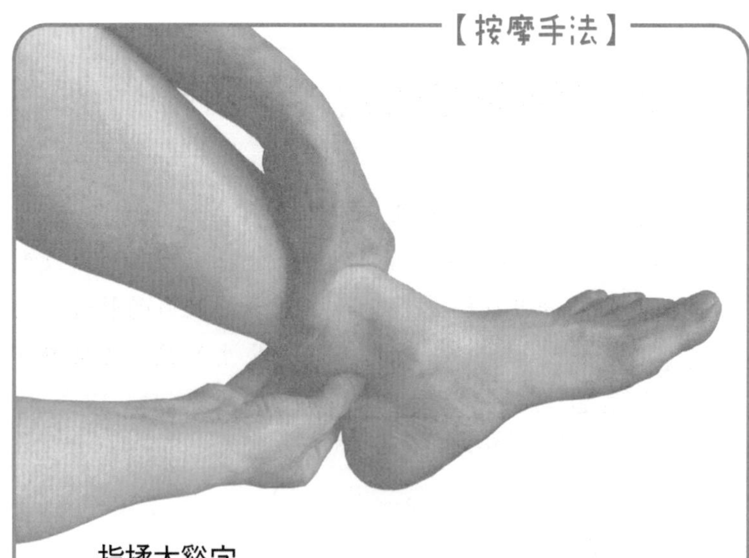

指揉太谿穴

一手握住腳腕，拇指指端對準太谿穴，逐漸用力下按並做小幅度揉動，共3～5分鐘。早、晚各1次。也可以使用按摩棒或光滑的木棒按揉。

【經驗談】

太谿穴被很多學者稱爲「慢性腎病的良藥」。明代著名針灸學家高武所著的《針灸聚英》一書中就已經記載了太谿穴是「回陽九穴」之一，是治療陽氣脫絕的重要穴位。太谿穴能迅速恢復陽氣，使水液代謝正常，消除面部水腫。同時，對於面部水腫伴有全身怕冷、手腳不溫的，也能有效緩解。

減少食鹽的攝入量，每日應不超過5克。午間有一段時間平臥休息，有助於水腫的恢復。

18. 頭頂痛特效穴——四神聰穴

頭頂痛的原因非常複雜，西醫認為產生頭痛的主要機制是顱內外動脈的擴張、顱內痛覺敏感組織被牽引或移位、顱內外感覺敏感組織發生炎症、顱外肌肉的收縮、傳導痛覺的顱神經和頸神經直接受損或發生炎症、五官病變疼痛的擴散等。指叩四神聰穴能有效緩解頭頂痛。

【標準定位】

四神聰穴

在頭頂部，當百會穴前後左右各1寸處，共4個穴位。取穴時先取頭部前後正中線與耳尖連線的中點，此點爲百會穴，再在其前後左右各1寸處取穴。

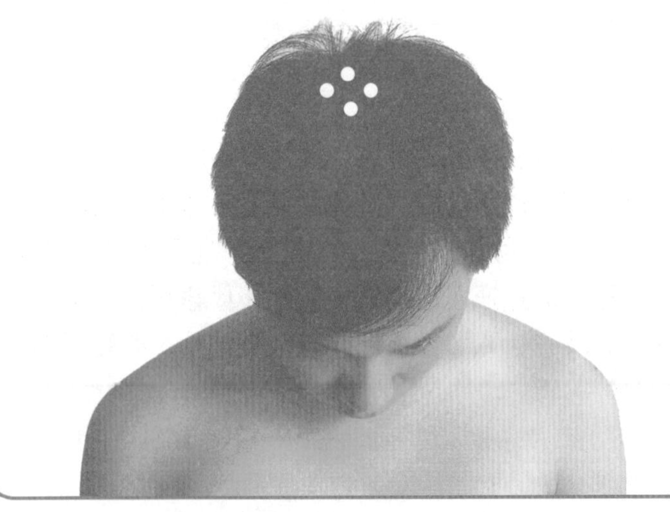

【按摩手法】

叩擊四神聰穴

五指併攏，指尖平齊，由輕至重進行叩擊，直至局部發熱及有微痛感，再將手掌置於穴位上，按順時針、逆時針方向各按揉20～30秒即可。

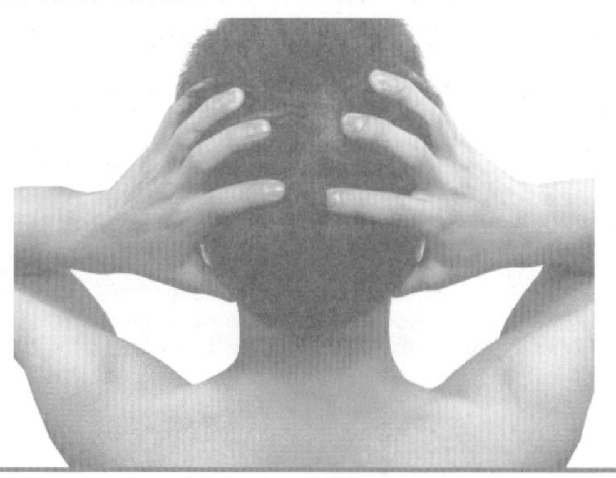

【經驗談】

四神聰穴名最早見於《銀海精微》，見穴名即知其善治頭痛、眩暈、失眠、健忘、癲癇等神志病症，有鎮靜安神、聰耳明目、醒腦開竅的功效。

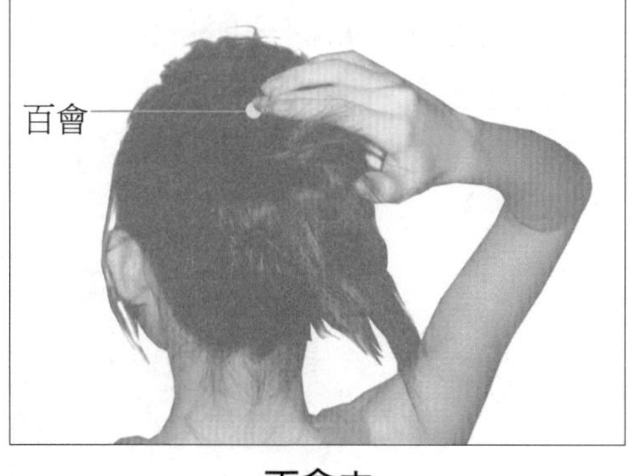

百會穴

有報導說，掌摩頭頂（可刺激到百會穴和四神聰穴）對於糾正孩子脾氣急躁、多動等也有很好的幫助，可以起到鎮驚、醒神的作用，可供採用。

19. 偏頭痛特效穴太陽穴

調查顯示，偏頭痛的病率為0.98%。女性的患病率是男性的3倍。因壓力而造成偏頭痛的人越來越多，其發作時間通常在午後，除了疼痛之外，還有明顯的頭部緊箍感和壓榨感。據研究，偏頭痛患者血液中鎂的含量極低，所以，專家建議應多吃豆類、香蕉、海產品、堅果等富含鎂的食物。**點揉太陽穴能有效緩解偏頭痛。**

【標準定位】

太陽穴

在顳部，當眉梢與目外眥之間，向後約1橫指的凹陷處。左右共2穴。

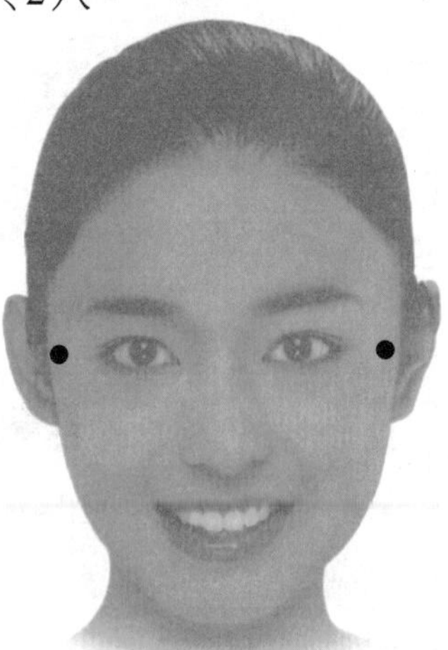

【按摩手法】

點揉太陽穴

兩手拇指指端分別在左、右兩太陽穴上稍用力下按並做小幅度揉動，共3～5分鐘。

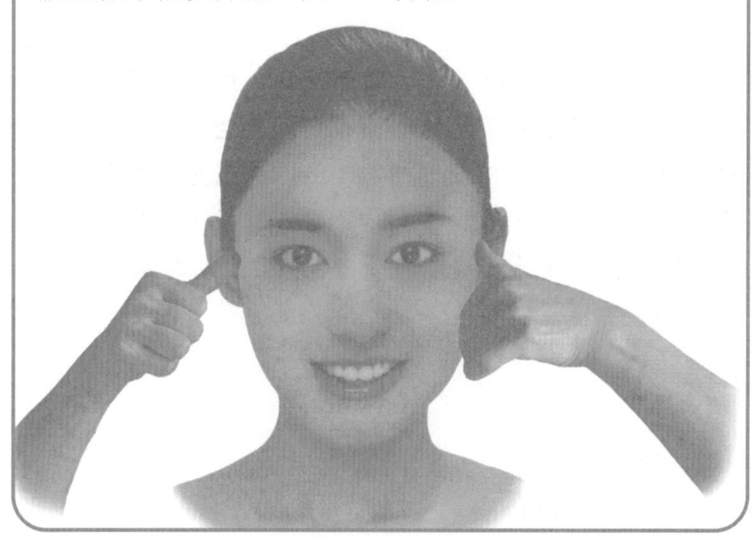

【經驗談】

太陽穴是個十分重要的穴位，經常按摩被認為可保持青春，返老返童。《達摩秘方》中所列的「回春法」，就是按揉太陽穴。

當人們連續用腦、感覺疲勞時，太陽穴會出現重壓或脹痛的感覺。此時將兩手掌相合，用力快速搓熱後，迅速貼於兩太陽穴上，稍稍用力，先做順時針揉動20次，再做逆時針揉動20次。反覆數次，大腦即會感覺又充滿了活力。

20. 前額痛特效穴——印堂穴

前額痛多見於眼、鼻、咽部疾病，因附近器官的疾病累及所致。其中最多見的是鼻竇炎。典型症狀呈周期性發作，每次晨起5～6時後開始出現，中午時分痛得最厲害，晚間消失，第二天再發作。鼻腔常有膿性分泌物，受累的鼻竇有壓痛。此外，前額痛還可見於貧血和發熱性疾病。

揪摩印堂穴能有效緩解前額痛。

【標準定位】

印堂穴

位於前額部，兩眉連線中點處。

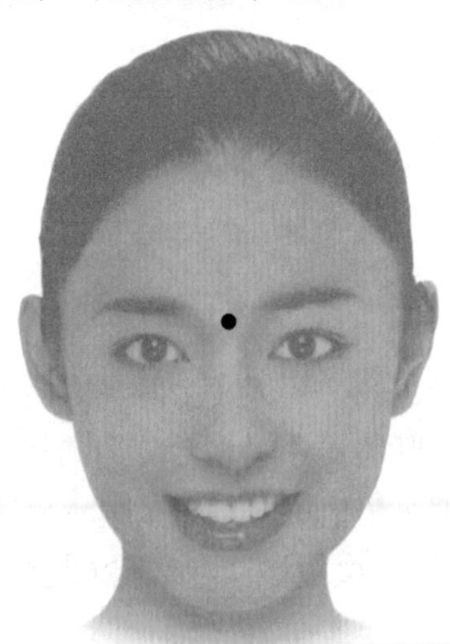

【按摩手法】

揪摩印堂穴

採用揪、摩兩種手法。先用拇指、食指兩指相對，揪起印堂穴的皮膚，並稍用力按捏數秒。反覆數次後，再將雙拇指螺紋面緊貼印堂穴上，向上推摩直至髮際根部。反覆推摩2～3分鐘，感覺頭痛緩解即可。

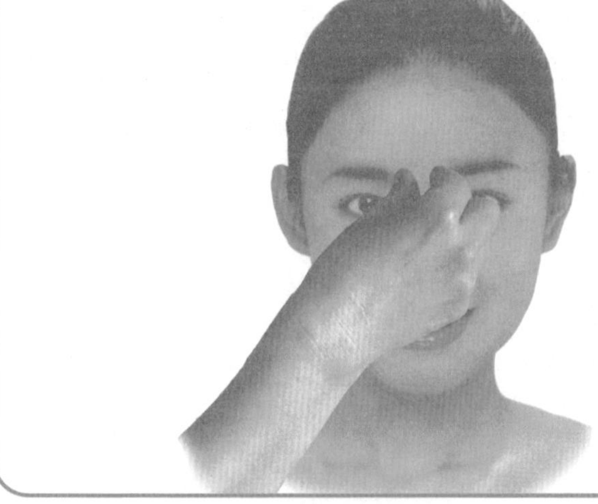

【經驗談】

印堂是個重要部位，古代稱爲「命宮」。「命宮」是人體精神凝聚之所。人逢喜事時，印堂舒展，灼灼放光。憂慮、煩惱時，則印堂皺起，色澤暗滯。印堂發黑更是久病或病重不癒之大忌。

按摩印堂穴還能舒展額眉間的皺紋，消除面部的斑點，恢復健康的色澤，所以印堂穴不僅是前額痛、頭暈的特效穴，還是美容界一致公認的美容要穴。

21. 頭暈特效穴——風池穴

引起頭暈的原因有大腦供血不足、腦缺血病變、小腦病變、腦部病變、腦外傷、某些類型的癲癇、貧血、頸椎骨質增生等。大腦供血不足的原因主要有腦動脈硬化、冠狀動脈粥樣硬化、高血脂造成的血黏度高、椎—基底動脈供血不足、頸椎變形、退化等。高血壓、低血壓等心腦血管疾病都屬於此類。按揉風池穴可有效緩解頭暈。

【標準定位】

風池穴

位於後頸部，當枕骨之下，兩條大筋（胸鎖乳突肌與斜方肌）外緣陷窩中，與耳垂平齊處。左右共2穴。

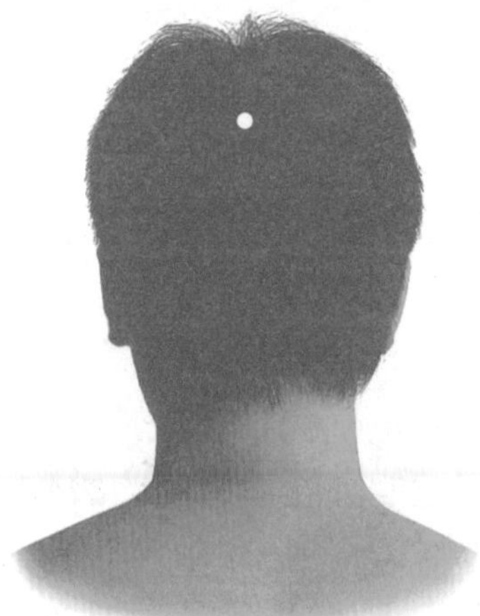

【按摩手法】

按揉風池穴

兩手手掌托於腦後，兩拇指指端按於穴位上，用力按揉2～3分鐘。按揉時以酸脹感覺似乎進入腦內爲好。

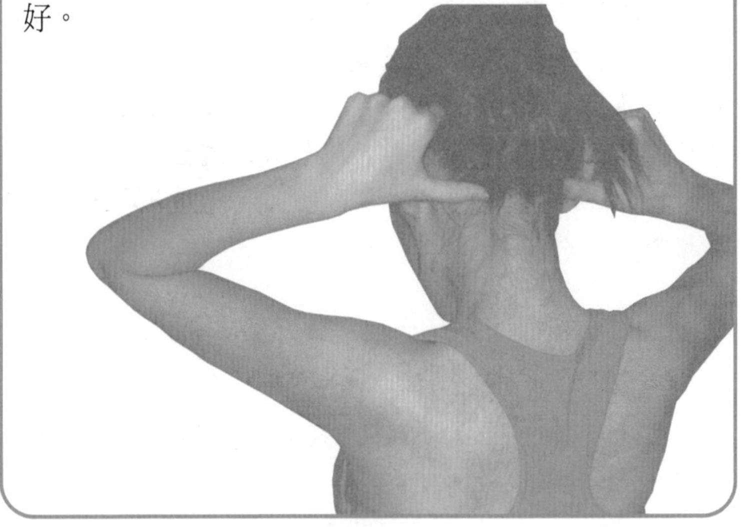

【經驗談】

頭暈與頭昏、眩暈相似，但有區別。頭暈有頭重腳輕、不穩定感；頭昏是指頭腦昏昏沉沉，不夠清醒。眩暈則天旋地轉，不能站立。

風池穴因善於祛風故而得名，具有清熱降火、通暢氣血、疏通經絡的功能，有止痛作用迅速、效果良好的特點。現代研究發現，針刺風池穴具有擴張椎一基底動脈作用，增加腦血流量，改善病損腦組織的血氧供應，使血管彈性增強、血液阻力減少。筆者在多年的針灸臨床中，用風池穴治療大腦供血不足所致的頭暈常應手而效。

22. 盜汗特效穴——脾髎1穴

盜汗是指睡眠中出汗，醒後汗自止的現象。輕度盜汗者多數在入睡已深，或在清晨5時許或在醒覺前1～2小時時汗液易出，汗出量較少，醒後則無汗液再度泄出。一般不伴有其他不舒的感覺。重度盜汗者汗液極易泄出，出汗量大，汗液常帶有淡鹹味，常伴有明顯的烘熱感，心情十分煩躁，口乾舌燥，喜飲涼水。

【標準定位】

脾髎1穴

位於第11胸椎棘突下，左右旁開各4寸處（6橫指）。左右共2穴。

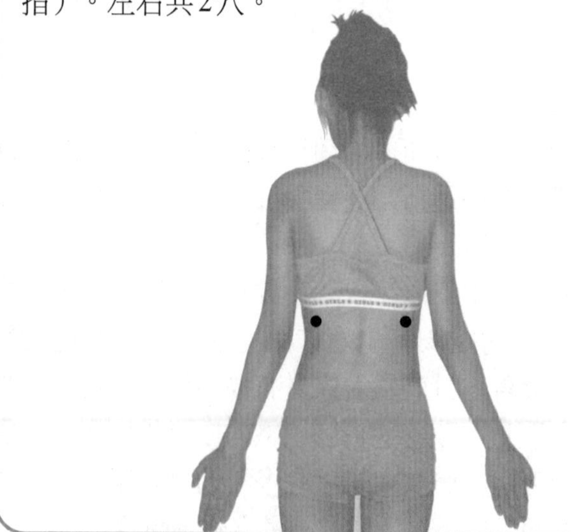

【按摩手法】

掌擦脾髎1穴

用掌根緊貼脾髎1穴，做直線往返摩擦，以深處透熱爲度。

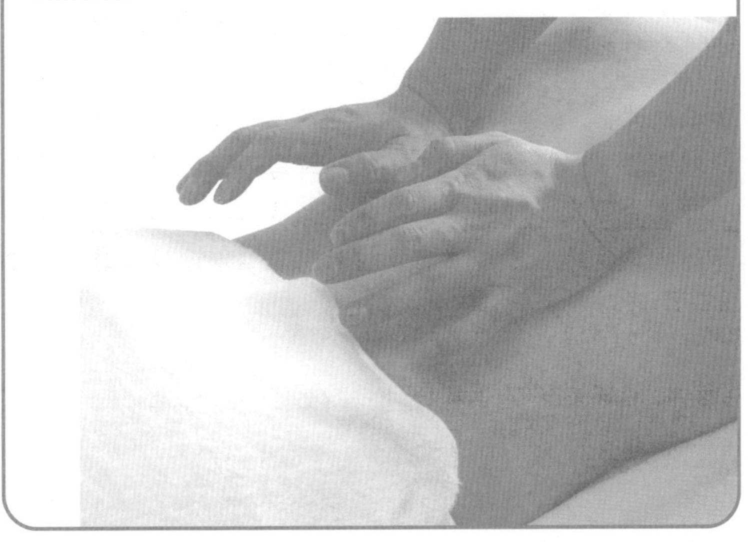

【經驗談】

中醫稱盜汗爲「寢汗」，始於兩千多年前成書的《黃帝內經》，「寢汗」之名直接道出了是睡覺時出的汗。由於汗是在睡熟之後「偷偷」出的，猶如盜賊一般，因此到了漢代，醫聖張仲景在《金匱要略》一書中，首先用「盜汗」來命名這種病，並一直沿用至今。推擦脾髎1穴可有效緩解盜汗。

脾髎1穴善清虛熱，亦補肝腎，肝腎陰液充足，則虛火自降。穴居肋骨間空隙處。李時珍《奇經八脈考·釋音》曰：「『髎』，骨空處也。」故以「髎」而名之。

23. 鼻塞特效穴——迎香穴

鼻塞是一種症狀，雖不是什麼大病，卻很難受。感冒引起的急性鼻炎，鼻塞的同時伴有發熱、頭痛、全身酸楚等症狀。慢性單純性鼻炎的鼻塞多呈陣發性或者交替性，日輕夜重，常受體位影響，臥位時居下鼻腔塞較重。過敏性鼻炎的鼻塞多伴有噴嚏頻頻、流清水涕、鼻癢等症狀。萎縮性鼻炎的鼻塞則伴有鼻腔黏膜萎縮、乾燥、鼻涕中帶血。按揉迎香穴可緩解鼻塞，但一定要堅持。

【標準定位】

迎香穴

位於鼻翼外緣中點旁，當鼻唇溝中間。左右共2穴。

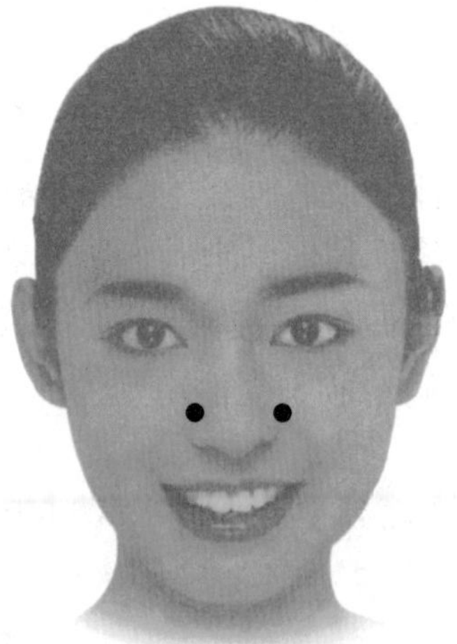

【按摩手法】

按揉迎香穴

兩手輕握拳，用突出的拇指關節按揉迎香穴，按揉10～20下後緊貼著鼻翼最寬的部位向上搓到鼻梁骨處，再回到鼻翼最寬處爲1次，一般要按揉100餘次。

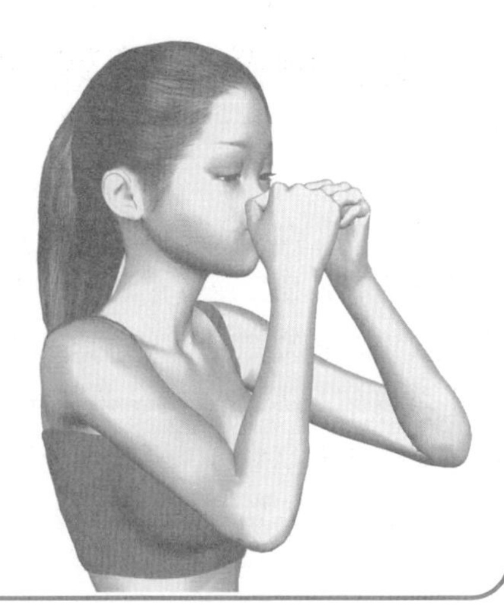

【經驗談】

迎香穴歷來是治療鼻塞、提高嗅覺的要穴。有歌云「不聞香臭從何治，迎香二穴可堪攻」。迎香穴還是治療面神經麻痹或面神經痙攣的主要穴位。

堅持按摩迎香穴能防治感冒。如果在大便時按揉迎香穴，還能促進排便，不妨一試。

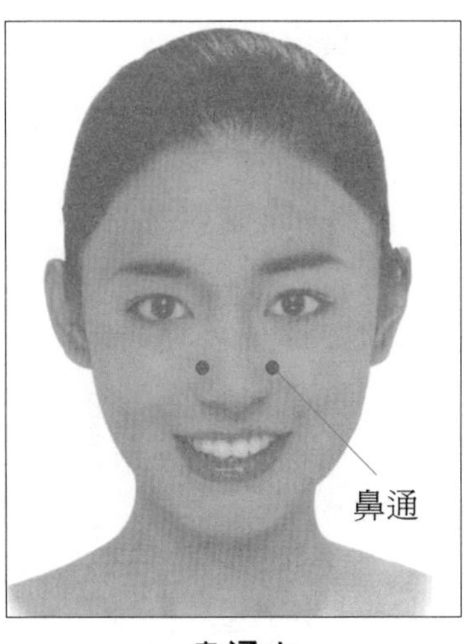

鼻通穴

鼻通穴也是治療鼻塞的要穴之一，位於鼻唇溝上端盡頭處。

24. 腎絞痛特效穴——腎俞穴

腎絞痛是由於管腔的急性部分梗阻或某種病因使腎盂、輸尿管平滑肌痙攣所造成的，其發作的特點是發作突然、疼痛劇烈，疼痛從患側腰部開始沿輸尿管向下腹部、腹股溝、大腿內側、睾丸或陰唇處放射，一般持續幾分鐘或數十分鐘，常伴有噁心嘔吐、大汗淋漓、面色蒼白、輾轉不安等症狀，嚴重者可導致休克。壓揉腎俞穴能緩解腎絞痛。

【標準定位】

腎俞穴

位於腰部，當第2腰椎棘突下，旁開2指處。左右共2穴。

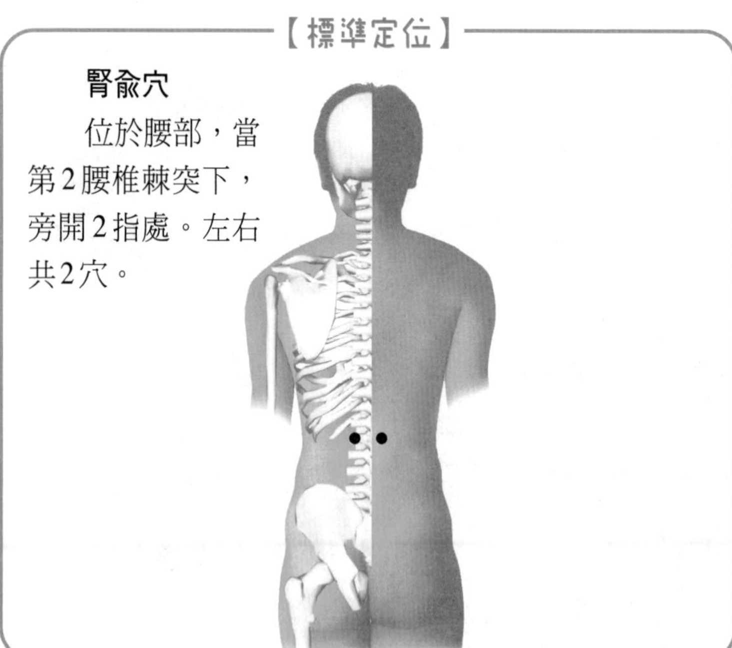

【按摩手法】

壓揉腎俞穴

兩手拇指指端放在兩側腎俞穴上，按順時針、逆時針方向反覆交替壓揉，直至疼痛緩解。

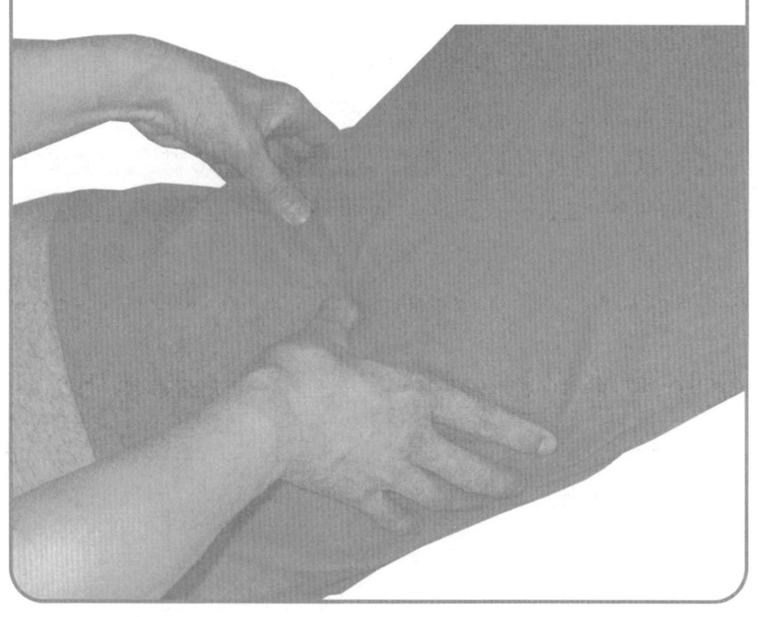

【經驗談】

腎絞痛是一種症狀，最常見的原因是尿路結石，有時結石在腎盂或輸尿管中嵌頓，不一定出現絞痛，但可以引起梗阻，導致不同程度的腎積水。久而久之，腎積水可以日益加重，最後導致腎功能喪失。

腎絞痛發作時，一邊壓揉腎俞穴，一邊用熱毛巾或熱水袋熱敷腰部，有助於解除腎盂與輸尿管的痙攣性收縮，以減輕疼痛。水溫宜略燙一些爲好，但應注意不要燙傷皮膚。

25. 膽絞痛特效穴——陽陵泉穴

膽絞痛常常在夜間突然發作。膽絞痛還與膽囊炎有關，因為膽汁進入膽囊，膽囊管是其「必經之路」，膽囊管直徑很小，只有2~3毫米，當膽囊有結石時，膽囊管很容易被阻塞，引起膽汁瘀積、濃縮，並且刺激膽囊內黏膜發生炎症。此外，因膽汁排泄受阻，膽囊脹大，膽囊血管受壓而引起絞痛發作。**按壓陽陵泉穴能快速緩解膽絞痛。**

【標準定位】

陽陵泉穴

位於小腿外側，當腓骨頭前下方凹陷處。左右共2穴。

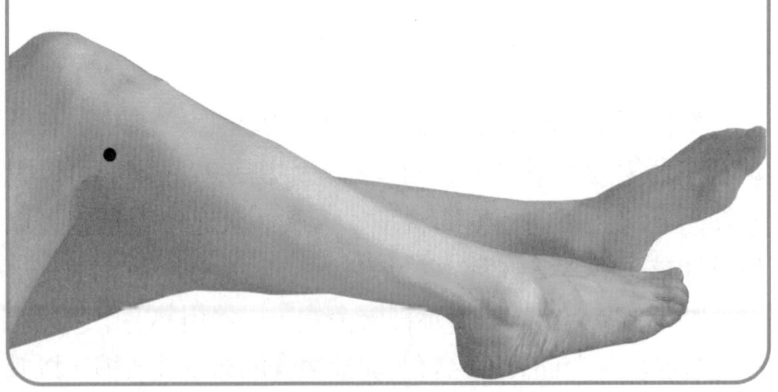

【按摩手法】

按壓陽陵泉穴

拇指指端用力按壓陽陵泉穴，按壓數秒後放鬆，放鬆後再繼續按壓，按壓的同時也可稍做揉動，如此反覆，直至疼痛緩解。

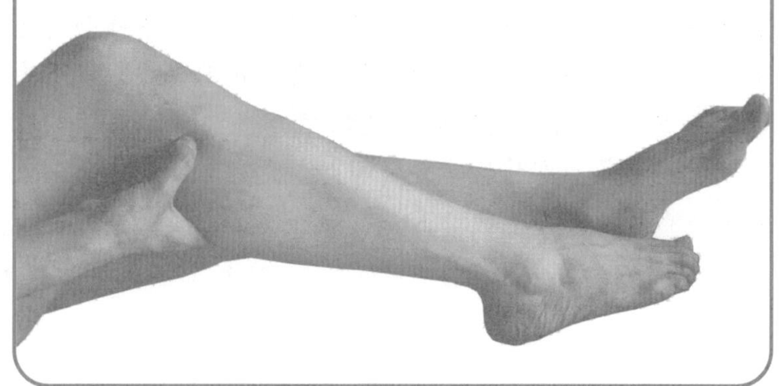

【經驗談】

膽絞痛大多與膽結石有關，因為人的膽囊肚子大，頸部細，像梨子的形狀。當人站著或坐著時，膽囊口在上，膽結石常常沉在膽囊底部或懸浮在膽液中。

但是，睡覺時隨著翻身體位發生變化，膽囊裡的結石也隨之滾動。一旦滑進膽囊頸部或膽囊頸管的出口處，嵌在這些狹窄的部位，膽囊就會立即加強收縮，企圖把結石排出，如嵌在膽囊頸後，膽囊裡的膽汁流不出來，造成膽內壓力不斷升高，這時膽囊就會連續產生收縮，病人就會感到一陣陣絞痛，難以忍受。

26. 手臂麻木特效穴——手三里穴

手臂麻木是人們日常生活中常常會出現的症狀，是由於手臂長時間不動或是手臂受壓造成血液循環不暢而引起的。如果麻木超過一天仍然不能消失，就需要排除以下疾病：痛風、一過性腦缺血、頸椎病、糖尿病、末梢神經炎、某些藥物的副作用等。中醫的說法比較簡明：氣不通則麻，血不通則木，氣血不通則生麻木。

按摩手三里穴能緩解手臂麻木。

【標準定位】

手三里穴

在前臂背面橈側，當陽谿穴與曲池穴的連線上，肘橫紋下2寸（3橫指）。左右共2穴。

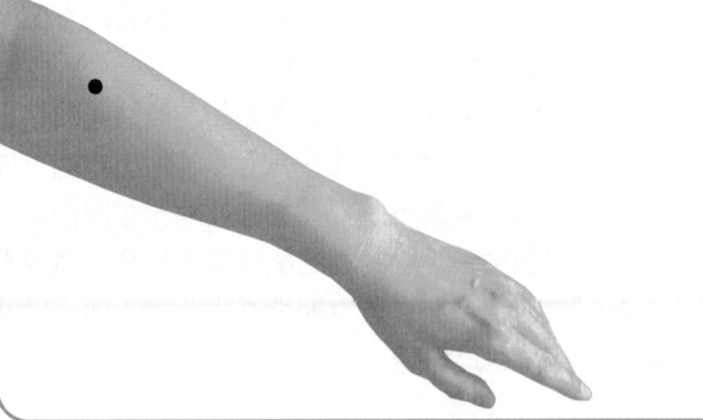

【按摩手法】

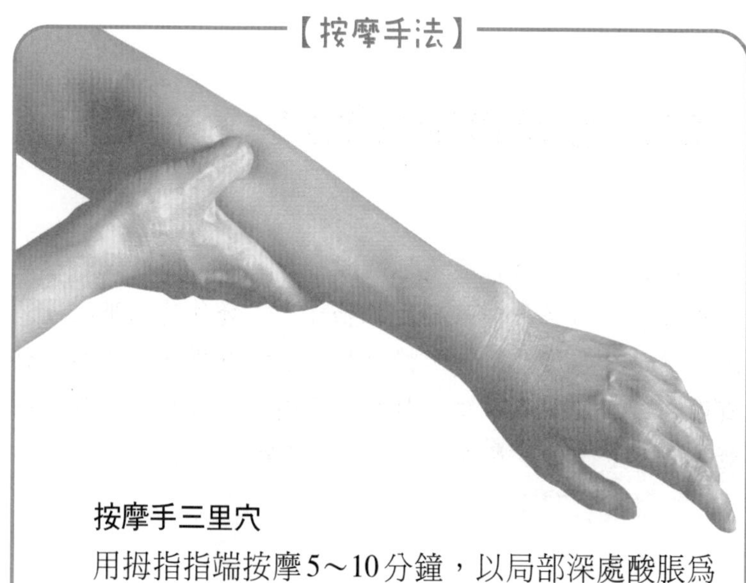

按摩手三里穴

用拇指指端按摩5～10分鐘，以局部深處酸脹爲度。

【經驗談】

手三里穴屬手陽明大腸經，由手走臂，「經脈所到，主治所及」，故本穴對肩臂麻木有獨特的療效。尤其對因搬抬重物而手臂肩膀拉傷酸痛、肘關節疼痛、「滑鼠手」以及落枕等，效果都不同凡響。

搓筷子恐怕是緩解手臂麻木最簡單的方法：取有方棱的筷子數雙，兩手掌相合，快速搓動筷子，和刷碗時洗筷子的方式相類似。每次至少搓5分鐘，每天搓2～3次。按摩手三里穴之後，「搓筷子」作爲輔助療法，能儘快緩解手臂麻木。

27. 眼肌痙攣特效穴——攢竹穴

眼肌痙攣是指眼瞼不能自控地抽搐瞤動，中醫稱「胞輪振跳」，西醫稱「眼輪匝肌抽搐」。發作時上眼瞼或下眼瞼跳動，時頻時疏，不能自控，跳動無規律。有些可伴有面部肌肉及眉毛、口角抽動，每遇勞累常加重。外人一般難以察覺，但是患者自己常心緒不寧、心煩意亂。

按揉攢竹穴能快速緩解眼皮跳。

【標準定位】

攢竹穴

在面部，眉毛內側邊緣凹陷處。左右共2穴。

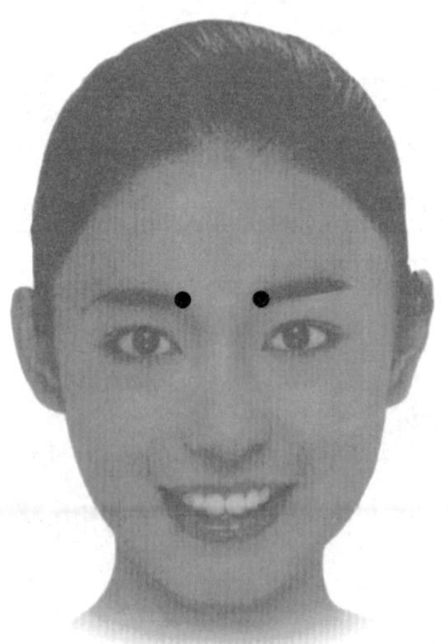

【按摩手法】

按揉攢竹穴

將拇指或中指指端分別按在攢竹穴上，適當用力下按並做揉動1～2分鐘。

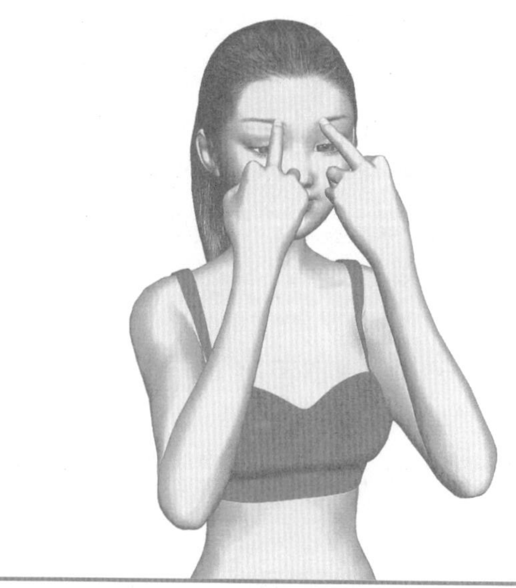

【經驗談】

凡眼部疾患如視力疲勞、急性結膜炎、遠視、近視等，按摩攢竹穴療效確鑿。

攢竹穴更是眉棱骨痛的「剋星」。攢竹穴泄熱明目，潤膚益顏的功效被美容界用來消除眼部水腫、眉間皺紋、眼角皺紋、眼袋和黑眼圈。

無論何種原因所致的呃逆，呃聲連連，無法進食，本穴常能點到即止。

28. 迎風流淚特效穴——承泣穴

當眼睛受到冷風的刺激時，淚腺分泌功能增強，便分泌出較多的淚液；老年人是由於皮膚老化、肌肉鬆弛，淚腺和淚道的功能有所退化；更多的人是由於患有沙眼、慢性結膜炎、慢性淚囊炎等，導致淚道的狹窄或阻塞，淚液積聚於淚囊中，當積聚的量多了，眼淚自然就會流出。

按揉承泣穴能緩解迎風流淚。

【標準定位】

承泣穴

目正視，瞳孔直下，當眼球與下眼眶邊緣之間。左右共2穴。

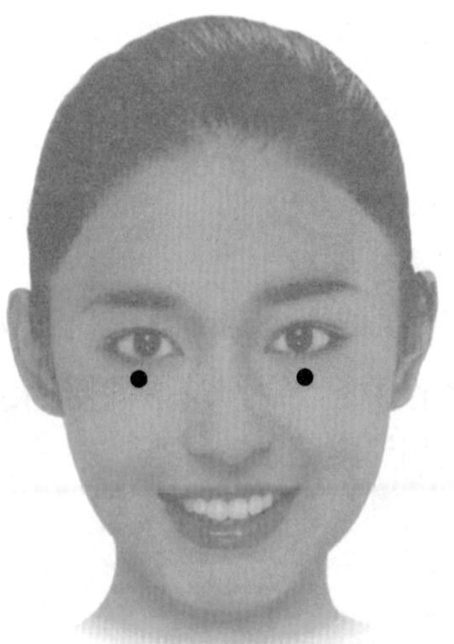

【按摩手法】

按揉承泣穴

兩手食指指端置於承泣穴上進行按揉，按揉的力度以感覺眼睛發酸、流淚爲好。持續按揉1～2分鐘。

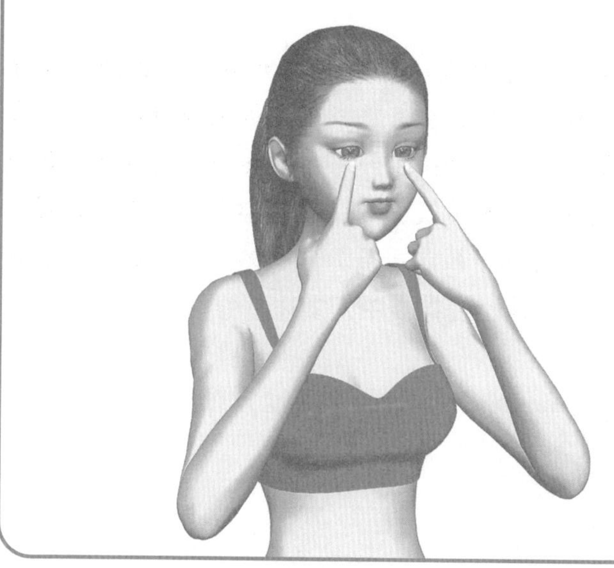

【經驗談】

判斷淚道是否阻塞有一個簡單的方法：即堵住一側鼻孔，然後在另一側眼滴眼藥水，用力吸一下，如果嗓子能感覺到比較苦，則說明淚道是暢通的。如果嗓子沒有苦的感覺，那就是淚道可能阻塞，需要去醫院進一步檢查，看是否有淚道阻塞等眼部疾病。

穴處俗名淚窩，因名「承泣」。取穴時，按《十四經穴分寸歌》所云「承泣目下七分尋」，好找。按揉承泣穴還是預防眼袋鬆弛的好方法，值得一試。

29. 腰酸背痛特效穴——委中穴

一般來說，年輕人的腰酸背痛大多數是由於姿勢不良、缺乏運動、長期久坐及睡眠不足等原因造成的。老年人的腰酸背痛則大部分是由於脊椎退化所引起的，是因為椎體骨小梁萎縮，數量減少，椎體壓縮變形，脊柱前屈，腰背肌肉為了糾正脊柱前屈而加倍收縮，以致肌肉疲勞甚至痙攣而產生疼痛。提捏委中穴能緩解腰酸背痛。

【標準定位】

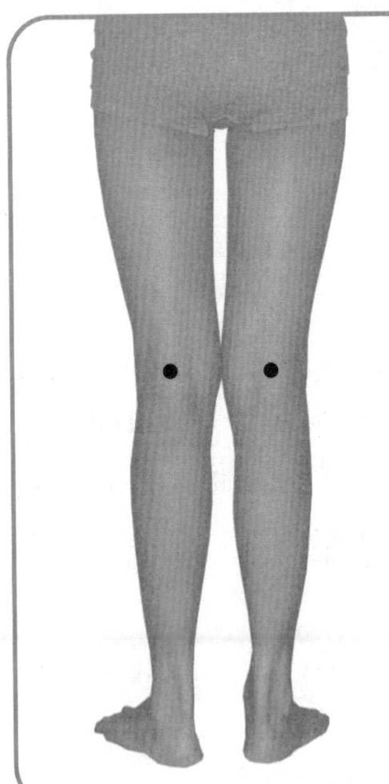

委中穴

位於膕橫紋中點，當兩筋（股二頭肌肌腱與半腱肌肌腱）之間。左右共2穴。

【按摩手法】

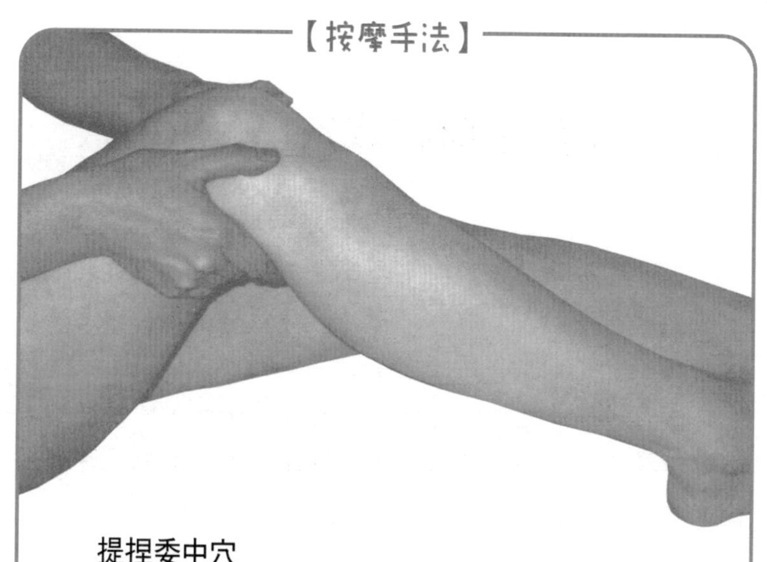

提捏委中穴

用拇指及其餘四指的指腹相對用力，提捏委中穴並加以揉動，共3～5分鐘。兩側交替進行。

【經驗談】

骨質疏鬆也是中老年人腰酸背痛的主要原因之一，骨質疏鬆引起的腰背疼痛具有以下特點：疼痛沿脊柱向兩側擴散，仰臥或坐位時疼痛減輕，直立時後伸或久立、久坐時疼痛加劇，白天疼痛較輕而清晨醒來時感覺加重，腰背運動或咳嗽、大便用力時疼痛加重。

委中穴歷來爲腰酸背痛的要穴，故有「腰背委中求」之歌訣。按摩委中穴還有令鼻塞即時通氣的作用，據說按摩時側臥，使鼻子不通氣的一側身體在上位，效果更加明顯。

30. 小腿抽筋特效穴——承山穴

小腿抽筋，多因下肢過度勞累、長途跋涉、游泳、露宿遭受寒冷侵襲等原因而誘發。最常見的還是在晚上睡眠時突然發生，常因疼痛而突然大叫。

發作時，小腿後側突出，肌肉抽筋隆起，觸按堅硬，小腿不能伸屈，甚則抽痛難忍，不能站立。足趾、踝部屈伸牽掣疼痛。點揉承山穴能迅速緩解小腿抽筋。

【標準定位】

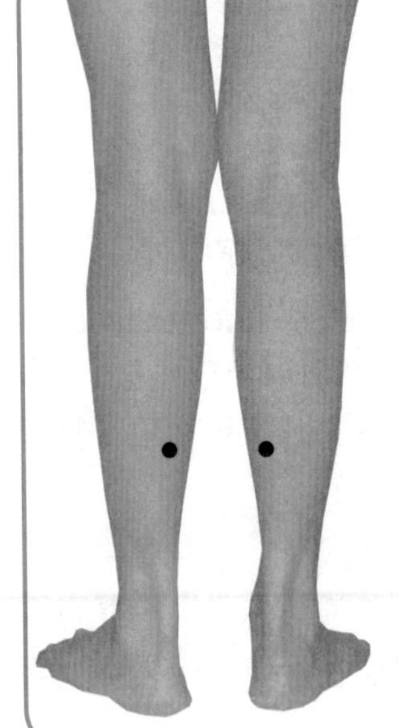

承山穴

在小腿後面正中，當伸直小腿或足跟上提時腓腸肌肌腹下出現尖角凹陷處。左右共2穴。

【按摩手法】

點揉承山穴

抽筋突然發生時，忍痛將抽筋的那條腿伸直，腳跟向前蹬，同時用手抓住腳踇趾，用力向上扳。小腿肚立即就會感到放鬆下來。緊接著，用拇指指端點揉承山穴。

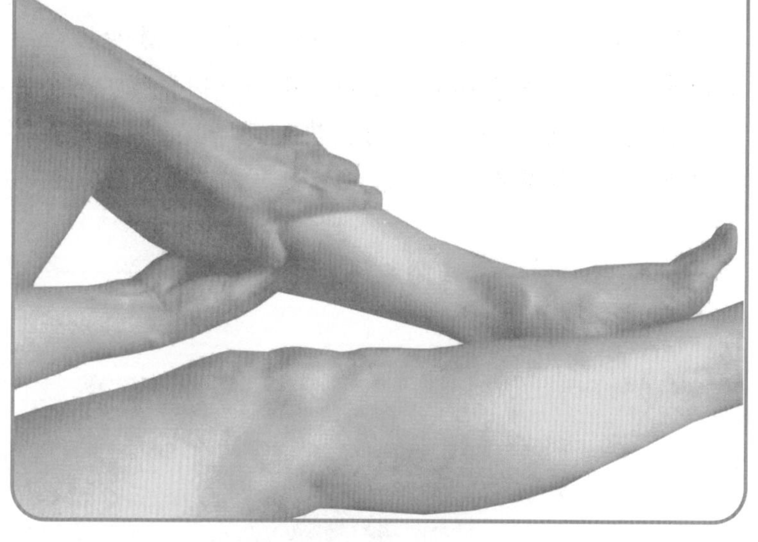

【經驗談】

點揉範圍逐漸擴大到整個小腿肚。 然後拇指和其餘四指相對，抓捏小腿肚，自上向下反覆抓捏1～3分鐘。最後兩手掌相對，握住小腿肚肌肉，反覆搓揉15～20遍。

小腿抽筋發生十分快速，非常痛苦，也令患者驚慌、害怕，因此解救要特別快速和有效。一旦發生，在抓捏承山穴前，首先立即用手扳住抽筋一側的腳踇趾。感覺小腿肚放鬆之後，立即點壓、按揉承山穴。

31. 鼻出血特效穴——止血點

鼻出血又稱「鼻衄」，如出血量大稱為「鼻洪」。一般說來，局部疾患引起的鼻出血多限於一側鼻腔，而全身疾病引起者，可能兩側鼻腔內交替或同時出血。鼻出血輕者僅表現為鼻涕帶血絲或從鼻孔滴血，重者則出血如注。

【標準定位】

止血點

鼻腔出血點稍上方。左右共2穴。

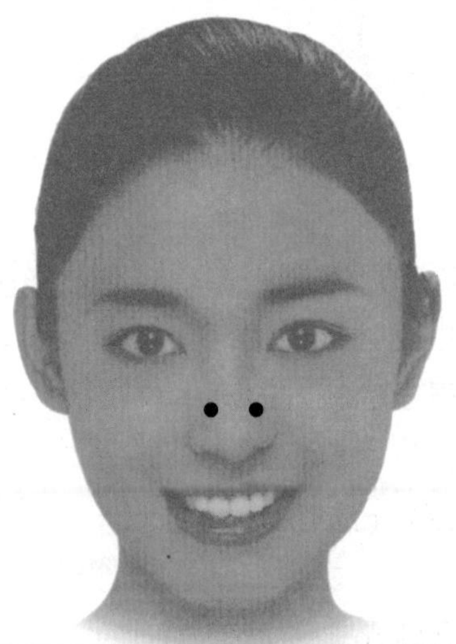

【按摩手法】

點揉止血點

將拇指與食指置於鼻腔兩旁，稍用力對捏，直至出血停止。

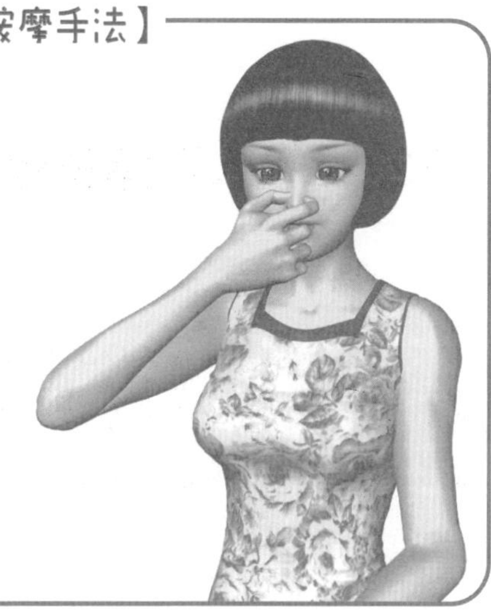

【經驗談】

鼻腔出血點大多在鼻中隔前下部，同時用冰袋或濕冷毛巾敷前額及後頸部能加快止血。頭部不宜過度後仰，以免血流到鼻腔的後方、口腔、氣管甚至肺部而引起麻煩。也不要平躺，因爲平躺後會使頭部血壓升高，更容易再出血。流到咽部的血要吐出，以免刺激胃部引起噁心嘔吐。

老年人鼻出血常由於血壓偏高、動脈硬化、血管彈性較差，據統計，這類疾病導致鼻出血的占10%～25%。出血部位常見於鼻腔後部，位於下鼻甲後端附近的鼻咽靜脈叢，一般發生在清晨或活動後。如出血不容易止住，請立即去醫院緊急處理。

老年人鼻出血需提高警惕，據有關文獻記載 ，老年人鼻出血後有半數在 1～ 6 個月內會發生不同程度的腦出血，即出血性腦中風。

32. 老年人流涕特效穴——上迎香穴

老年人鼻孔裡老是掛著鼻涕，特別是在早晨和吃飯時鼻涕更多，不僅自己不方便，更容易惹人嫌。老年人流涕常常被人忽視，其實，這是人體衰老的一種表現。

【標準定位】

上迎香穴

當鼻翼軟骨與鼻甲的交界處，近鼻唇溝上端處。左右共2穴。

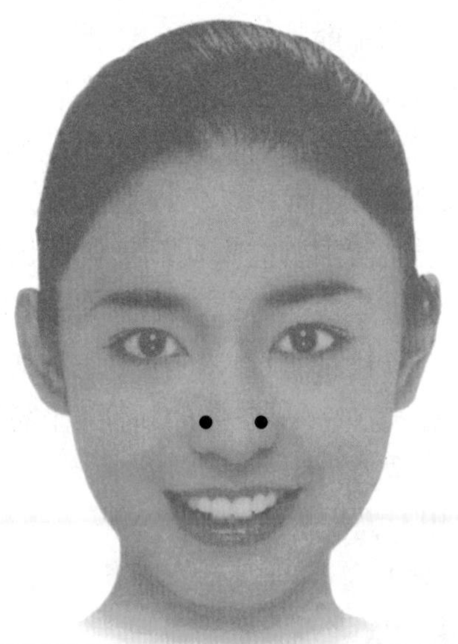

【按摩手法】

按摩上迎香穴

兩手食指置於眼內鼻梁兩側，同時由上向下輕輕移動，按摩上迎香穴，直至鼻內發熱，有通氣感及輕鬆感。每天早、中、晚各1次，連續4～6個月。

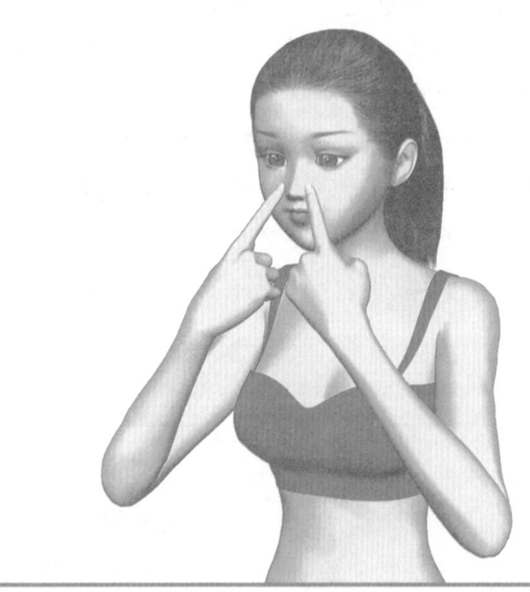

【經驗談】

上迎香爲經外奇穴名，出《銀海精微》，別名鼻通、鼻穿、穿鼻。因位於迎香穴之上方故名上迎香。歷來爲治療鼻部疾病如過敏性鼻炎、肥大性鼻炎、萎縮性鼻炎、鼻竇炎、鼻部瘡瘡及鼻塞、流涕等症狀的要穴。堅持按摩，必有特效。

33.口乾舌燥特效穴——天池穴

口乾舌燥是一種感覺，是口腔內唾液減少不足以滋潤口腔的緣故。慢性舌炎、慢性咽炎、鼻通氣不良而被迫張口呼吸等均可引起口乾舌燥。

古人有「玉液還丹」功：修煉者閉口屈舌，舌抵上顎，滿口生津，甘甜的津液自會源源而來，連連咽下，汩然有聲，如是一咽一提，精進不斷。上顎是天池穴，因其上通腦髓，舌頂天池穴（上顎），久之「甘露必降，味甜如蜜」。

【標準定位】

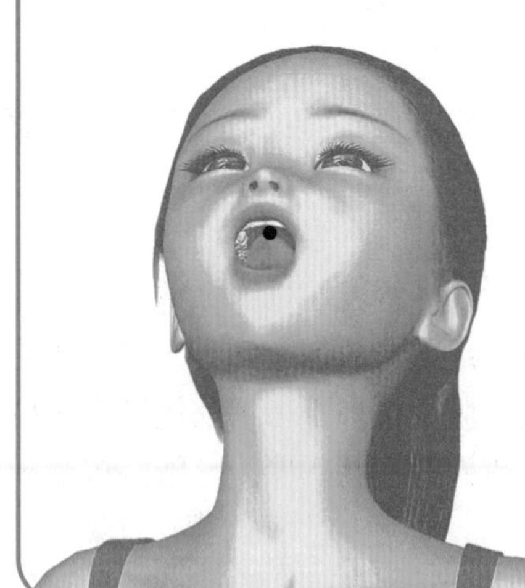

天池穴

位於上牙內寸許，口念「兒」字時舌尖正抵此處。

【按摩手法】

舌體上捲，稍用力抵住上顎，並可前後左右舔動，待津液滿口時分次咽下。

【經驗談】

古人所謂「仙家自有長生酒，甘露無源滾滾來」即是指本法。

近代千峰老人趙避塵所著之《性命法訣明指》中，引其師了空所云：「上顎是天池穴，因其上通腦髓，恐其往下洩氣，用舌頂住天池穴，引真氣由玄膺穴，下降丹田……」道出了天池穴自生津液，滋潤灌溉全身的玄機。

「舌為心之苗」，故舌頭上翹的各種姿勢對增強和調整心臟大有裨益。

胸前也有天池穴，然此穴非彼穴也，切勿混淆。

34.磨牙症特效穴——內庭穴

磨牙症是指睡眠時習慣性磨牙或清醒時無意識的磨牙習慣，多發於兒童及青少年，但也可發生於任何年齡。西醫認為磨牙症與精神因素、身體因素及職業因素都有關。

【標準定位】

內庭穴

位於足背第2、第3趾間縫紋端。左右共2穴。

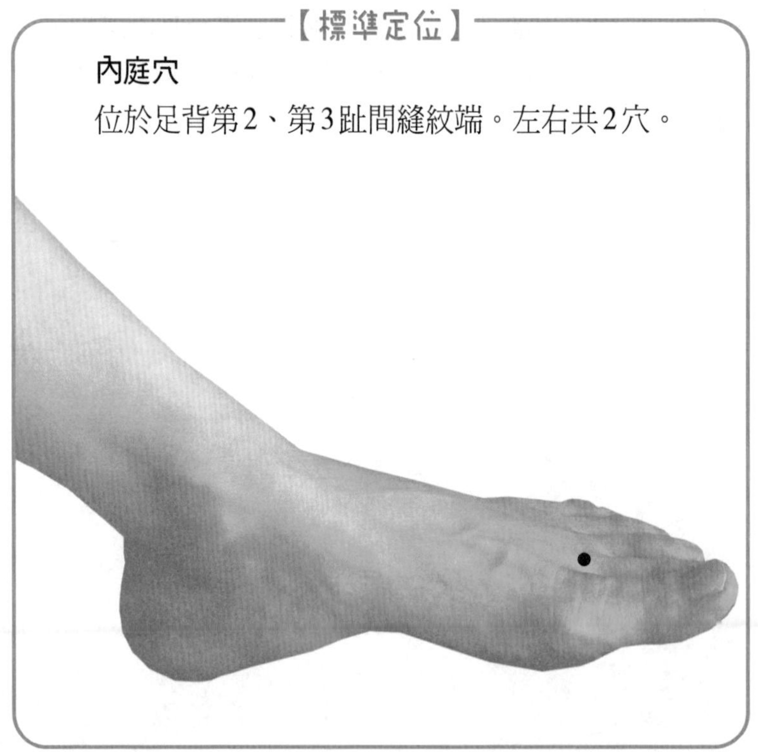

【按摩手法】

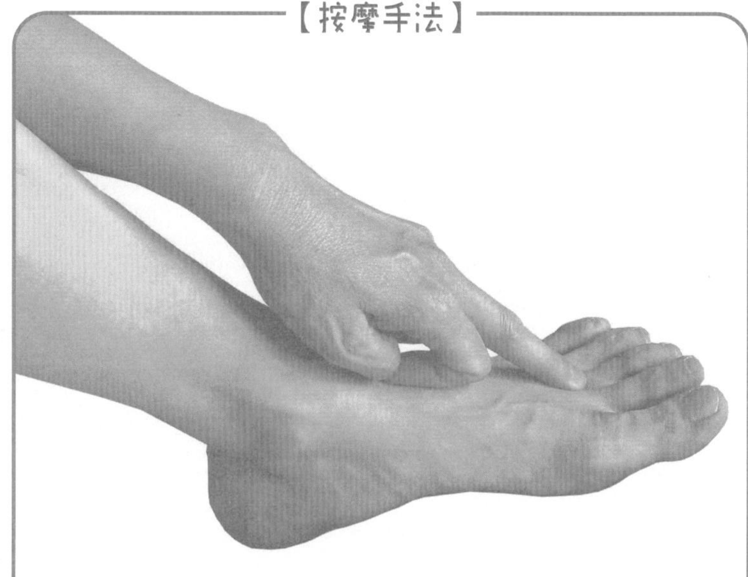

按揉內庭穴

用食指或中指指端點揉內庭穴3～5分鐘，以局部酸脹爲度。兩側交替進行。

【經驗談】

中醫稱磨牙爲「齘」，最早有文字記載的是隋代巢元方的《諸病源候論》一書，說「齘者，是睡眠而相磨切也」。

磨牙絕大部分與「胃火」有關。內庭穴穴屬胃經，善清胃火，胃火得清而磨牙自癒。如胃火熾盛而同時患有便秘、壓痛等症，按揉內庭穴可使諸症同時而癒。

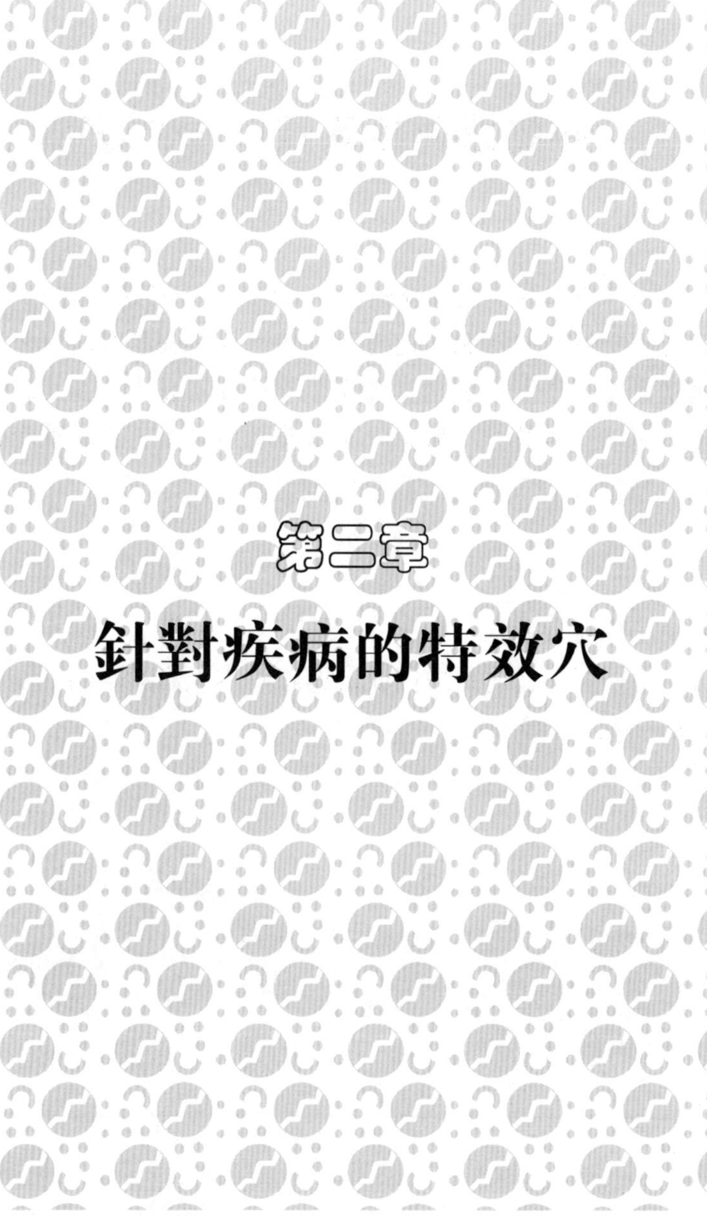

第二章

針對疾病的特效穴

1. 心動過速特效穴——少海穴

正常成人的心跳每分鐘60～100次，如果超過100次，就是心動過速。心動過速可見於正常人，如在情緒激動、過度疲勞、噩夢、飲酒、喝濃茶等誘因下發生。如反覆發作，則多見於各種心臟病、甲狀腺功能亢進、洋地黃中毒等。按揉少海穴能有效緩解心動過速。

【標準定位】

少海穴

屈肘，當肘橫紋內側端與肱骨內上髁連線的中點處。左右共2穴。

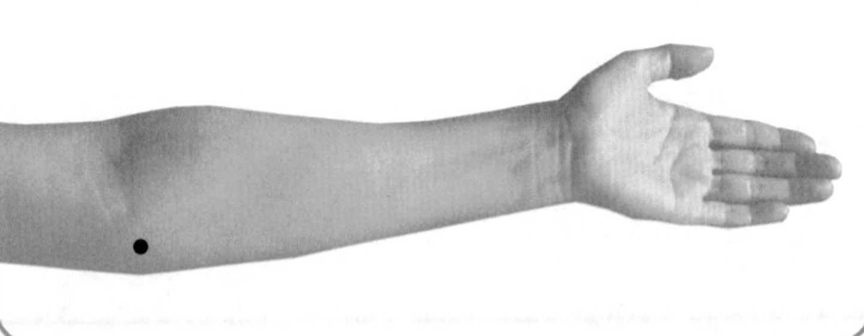

【按摩手法】

按揉少海穴

用拇指指尖放在對側少海穴，適當用力下按並揉動2～3分鐘。兩手交替進行。

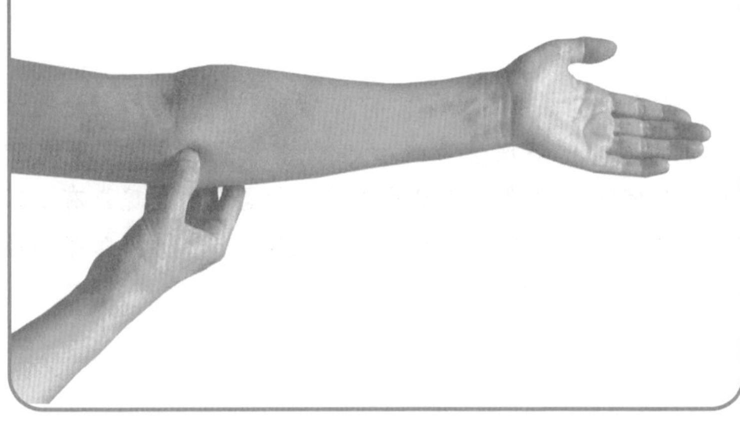

【經驗談】

心動過速常突然發作，心率增快至每分鐘150次以上，甚至達到每分鐘250次，可能持續數秒、數小時或數日。伴有頭暈、乏力、胸悶、氣短、汗出、多尿，甚至喘促不能平臥。如心率超過每分鐘200次，可能出現心絞痛、呼吸困難或昏厥等情況。

少海穴是心經的合穴，合穴善於治療內臟的疾病，所以少海穴能夠調整心臟的跳動節律。而且少海穴的穴性屬水，而心經屬火，位居心經而具水火二性，水火相濟，氣血就能平和。心動過速大多由於心火偏旺，或是腎水不足所致，而滋陰降火、降濁升清正是少海穴的特長所在，也是少海穴爲什麼能夠成爲心動過速的特效穴的內在原因。

2. 心動過緩特效穴——通里穴

心率每分鐘低於60次稱為心動過緩。引起心動過緩最常見的原因是病理性竇性心動過緩、竇性停搏、竇房阻滯、房室傳導阻滯。病理性竇性心動過緩的表現為有不適症狀的心跳慢。竇性停搏、竇房阻滯、房室傳導阻滯的表現為心跳有較長時間的停搏。

按掐通里穴能有效緩解心動過緩。

【標準定位】

通里穴

在腕橫紋小指端上1寸，尺骨腕屈肌腱的橈側，也就是在筋的上緣。左右共2穴。

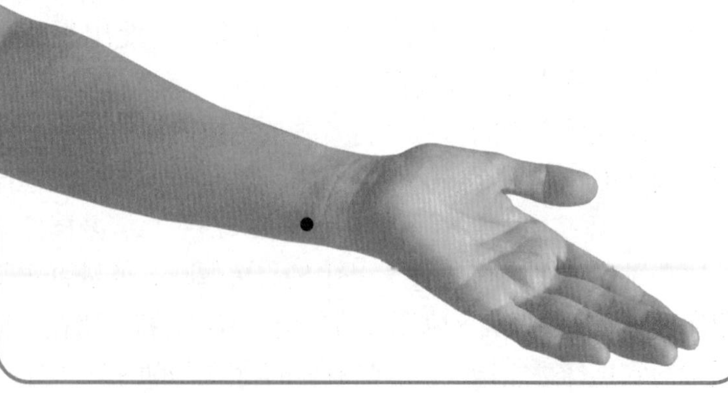

【按摩手法】

按掐通里穴

一手拇指指端按放在另一手通里穴處，用指腹向肘關節方向按掐，一掐一鬆，連做300～500次。兩手交替進行。

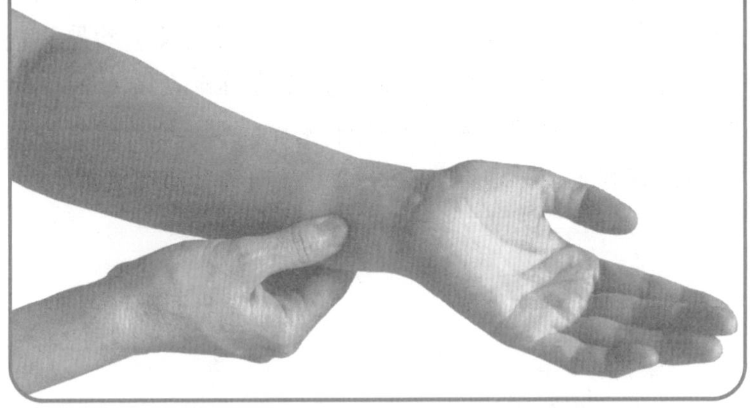

【經驗談】

對於有症狀的心動過緩患者，尤其是影響患者的生活品質，或心跳停搏在3秒以上，或伴一過性眼黑、暈厥者應進行積極的治療。

通里穴為心經之絡穴，不僅能溝通與心經相表裡的小腸經，還能溝通與心經同名的腎經，因此所能調節的範圍甚廣，不僅能調節肺氣、下降心火，還有溫腎祛寒、健脾滲濕的良好作用。如此則能使心氣的推動力得到增強，從而使心率增加。

3. 心絞痛特效穴——內關穴

心絞痛常突然發生，可無先兆，疼痛部位在心口及胸骨中上部，疼痛呈壓榨、緊縮、窒息、燒灼及重物壓胸透不過氣來的感覺，逐漸加重，並可放射至左肩內側、頸部、下頜、上中腹部或雙肩。伴有冷汗，一般發作數分鐘後逐漸減輕，持續時間為幾分鐘，服硝酸甘油可緩解。

按揉內關穴能有效緩解心絞痛。

【標準定位】

內關穴

位於前臂掌側，腕橫紋上3橫指，當兩筋之間，仰掌取穴。左右共2穴。

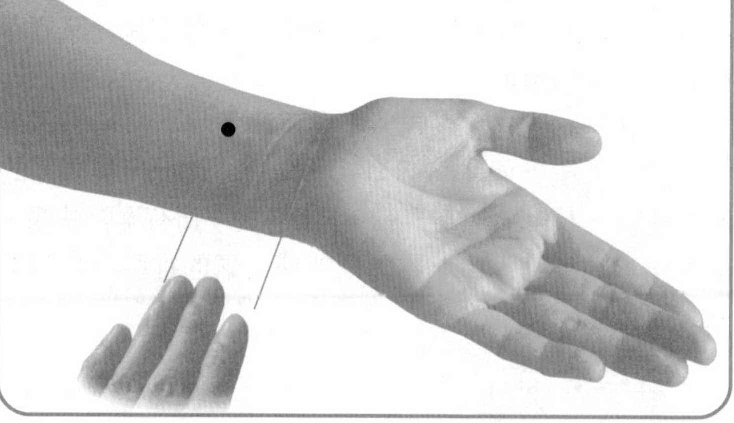

【按摩手法】

按揉內關穴

右手食指、中指、無名指、小指自然併攏，托住左手手腕，拇指指端用力按揉內關穴每下2秒，一般需按揉3～5分鐘。兩手交替進行。

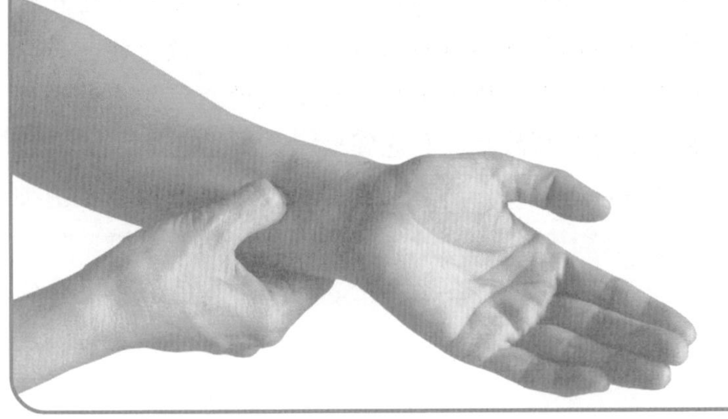

【經驗談】

老年人心絞痛症狀常不典型，可表現爲心前區不適、心悸、悶壓感，也有主訴牙痛、咽痛、肩背痛、上腹痛、心口部疼痛者。

內關穴是手厥陰心包經的絡穴，為八脈交會穴之一，通於陰維脈，所以對於心、胃和神志方面的疾患都有顯著的效果。除了心絞痛，還有心慌心跳、胃痛、嘔吐、呃逆以及癲狂、昏迷等，常能立竿見影。

有心血管疾病的朋友，平時可多加按摩內關穴，每次按揉2～3分鐘就可以了，有寬胸順氣、防治心血管疾病的作用。

4. 早搏特效穴——神封穴

早搏就是指心臟過早搏動，亦稱期前收縮、期外收縮。早搏可有心慌、心悸或心跳暫停感。一般來講，每分鐘5次以下的偶發早搏，不會影響心臟的血液排出量和供血，也不會有明顯的症狀和危害。

心氣不通、心血不活是產生早搏的直接原因。掌拍神封穴能使心排出血量增多，冠狀動脈血流量增加，防止心肌缺血、缺氧，對消除早搏和胸悶、氣短、心悸等症狀有確切的療效。

【標準定位】

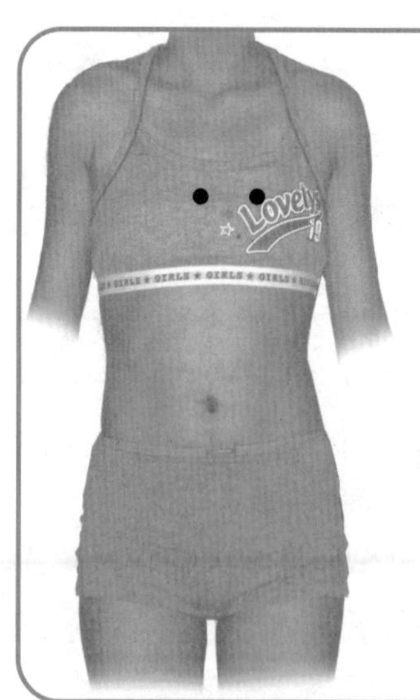

神封穴

位於人體的胸部，當第4肋間隙，前正中線旁開2寸。左右共2穴。

【按摩手法】

掌拍神封穴

用手掌拍打位於心前區的神封穴，由輕至重，以感到舒適爲度。拍打頻率一般每分鐘50～60次。連續拍打3～5分鐘。

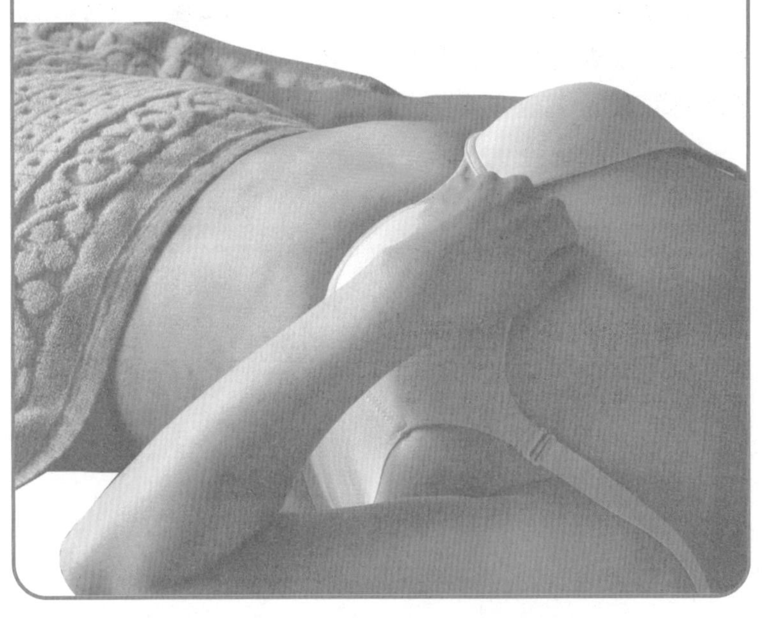

【經驗談】

平時拍打神封穴，有防治冠心病及其他心血管疾病的作用。拍打過程中可輕重相間，或稍作停頓。如早搏不停止，可酌情延長拍打時間。還有一種站立甩臂拍打法對早搏很有效。拍打時兩腳分開站立，兩臂放鬆，隨扭腰前後甩動，在一手手掌拍打心前區的同時，另一手的手背拍打背部，如此反覆拍打數分鐘。每天早、晚各拍打1次。

5.病毒性心肌炎特效穴——心俞穴

病毒性心肌炎是感冒後病毒直接侵犯心臟，損害心肌而發病，或者是病毒產生的毒素使心肌發生損害所致。一般在感冒後1～3週發病。多發於兒童和青少年。

感冒後應積極治療、注意休息。如果過度運動，會使心、肺等系統的負擔加重，身體抵抗力減弱，導致病毒「乘虛而入」而誘發病毒性心肌炎。

【標準定位】

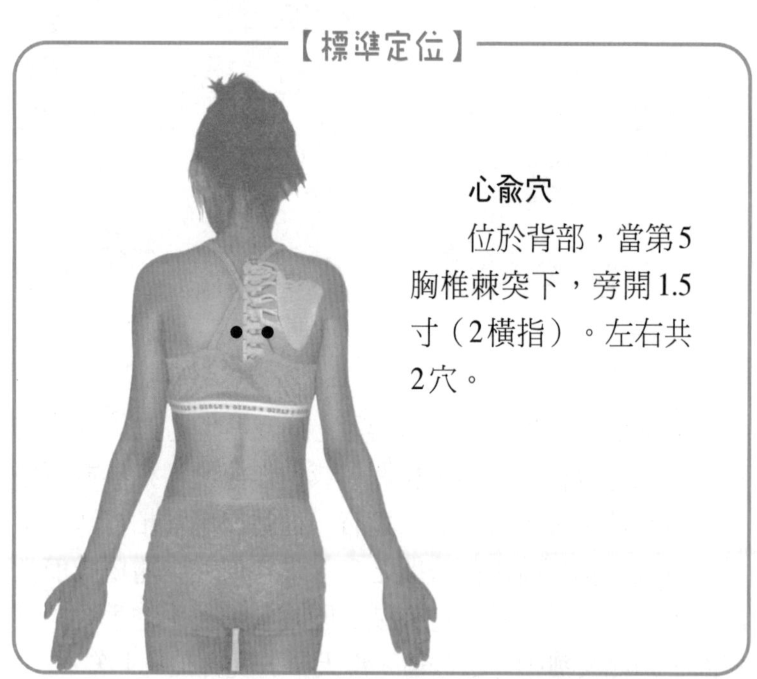

心俞穴

位於背部，當第5胸椎棘突下，旁開1.5寸（2橫指）。左右共2穴。

【按摩手法】

按摩心俞穴

雙手拇指指端直接點壓在心俞穴上，逐漸用力，直至出現局部酸、麻、脹等感覺時，再加以揉動。每次按摩3～5分鐘，每日按摩2～3次。

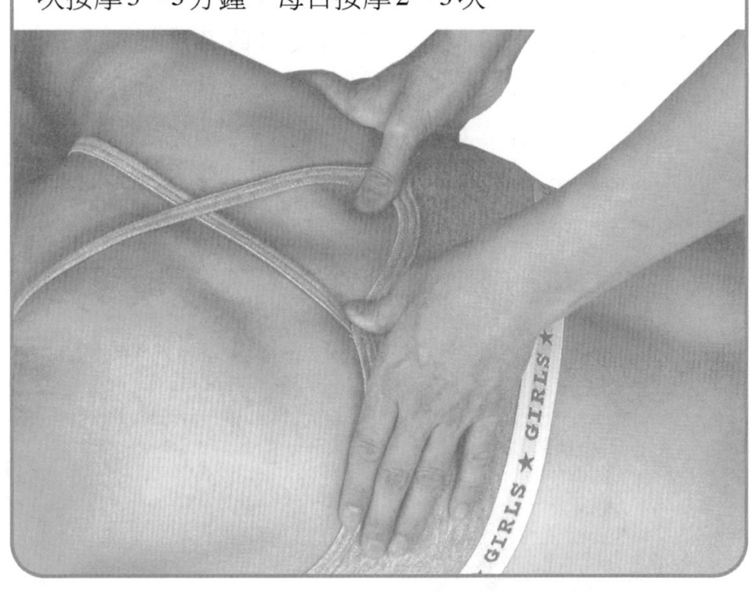

【經驗談】

感冒後如果還有持續心慌、氣短、血壓低、易出汗、疲乏無力、頭暈、胸悶以及心前區疼痛或壓迫感、心跳過慢或過快、噁心嘔吐、腹痛等症狀，就應立即去醫院檢查。心電圖能幫助診斷。

心俞穴不僅是病毒性心肌炎的特效穴，而且是一切心臟疾病的特效穴。此外，心煩的時候按摩心俞穴可以緩解，女性月經期皮膚常出現問題，按摩心俞穴也能改善。

6.高血壓特效穴——橋弓穴

世界衛生組織（WHO）建議使用的血壓標準是：凡正常成人收縮壓應小於或等於140毫米汞柱，舒張壓小於或等於90毫米汞柱。如果成人收縮壓大於或等於160毫米汞柱，舒張壓大於或等於95毫米汞柱為高血壓。

推橋弓穴能夠降低血壓。橋弓穴是指頸部翳風（耳垂後下緣的凹陷）至缺盆（鎖骨上窩中央）的連線所經過的部位。

【標準定位】

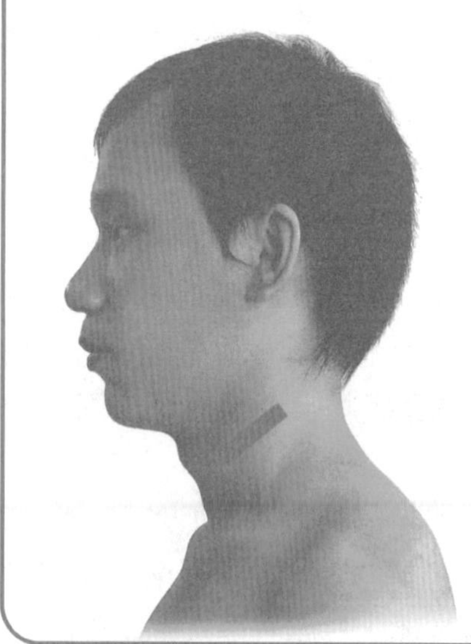

橋弓穴

位於人體脖子兩側的大筋上，從耳垂後下緣的凹陷直至鎖骨上窩中央。左右共2穴。

【按摩手法】

下推橋弓穴

用大魚際（也可用拇指）緩慢地從上到下，一側推30～50遍。兩側交替進行。

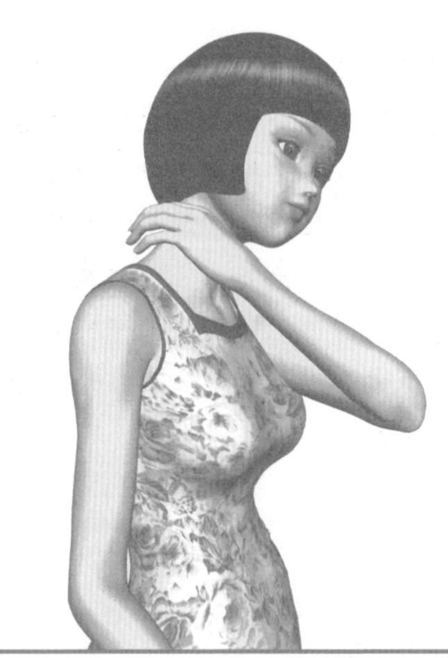

【經驗談】

據統計，台灣每1小時53分30秒就有人死於高血壓疾病。有資料顯示，當舒張壓降至80毫米汞柱以下，就能減少冠心病心肌梗塞的發生和死亡。

橋弓穴具有降壓的作用，在此部位有個頸動脈竇，動脈竇受到刺激可以反射性地引起血壓降低。因此推橋弓穴時，用左手推右側，用右手推左側，不可圖快而兩側同時推，以免引起血壓急劇下降，甚至出現暈厥。

7.低血壓特效穴——素髎穴

成人收縮壓低於90毫米汞柱，舒張壓低於60毫米汞柱，稱為低血壓。低血壓是由於血管內壓力過低，導致血液循環緩慢，遠端毛細血管缺血，以致影響組織細胞氧氣和營養的供應以及二氧化碳等代謝廢物的排泄。出現精神疲倦、頭暈、頭痛、四肢無力、記憶力減退、心悸、胸口憋悶等症狀，嚴重者可出現四肢無力、皮膚厥冷、身出冷汗、脈搏增快，甚至出現暫時性視力喪失、昏厥等。低血壓還可能是腦梗塞和心肌梗塞的危險因素。

【標準定位】

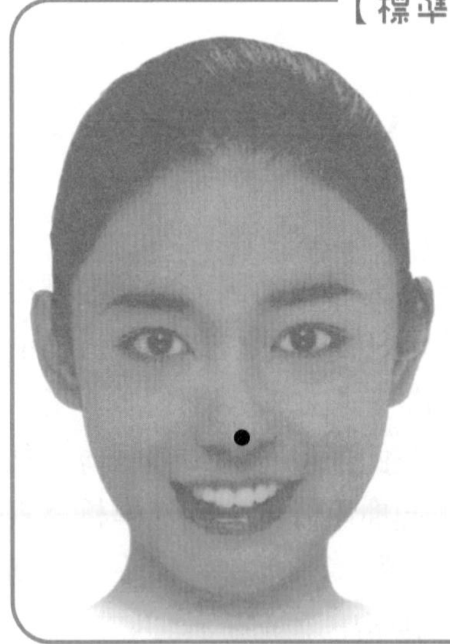

素髎穴

位於人體的面部，當鼻尖的正中央。

【按摩手法】

捏拉素髎穴

用拇指、食指、中指三指捏住鼻尖，進行捏、拉、揉等動作共2～3分鐘，以局部感覺脹痛爲度。

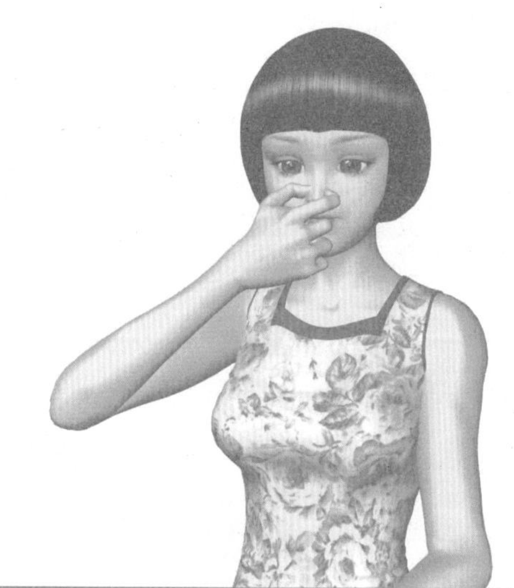

【經驗談】

素髎穴屬督脈，有升陽救逆、開竅清熱之功。實驗表明，刺激素髎穴可使心搏量增加、呼吸加強、尿量增多、血糖升高等。其升壓作用確切，且對血壓的調整作用呈雙向性。捏拉素髎穴時用力宜稍大，要達到較強刺激升壓作用才明顯。

另外，單腳跳躍的動作也能緩解低血壓，方法是每天堅持單腳跳躍，開始時每次跳20～30下，以後逐漸增加，每天2次，以不累爲度，不但血壓可以下降，而且腿部肌肉會變得結實有力。

8.失眠特效穴——安眠穴

失眠一般表現為難以入睡、容易驚醒、醒後再不能入睡，嚴重時徹夜不眠。失眠會引起人的疲勞感、不安、全身不適、無精打采、反應遲緩、頭痛、記憶力不集中，有人形容失眠酷似「鈍刀子割肉」，非常痛苦。

【標準定位】

安眠穴

位於腳後跟底部，距足跟後緣3寸。左右共2穴。

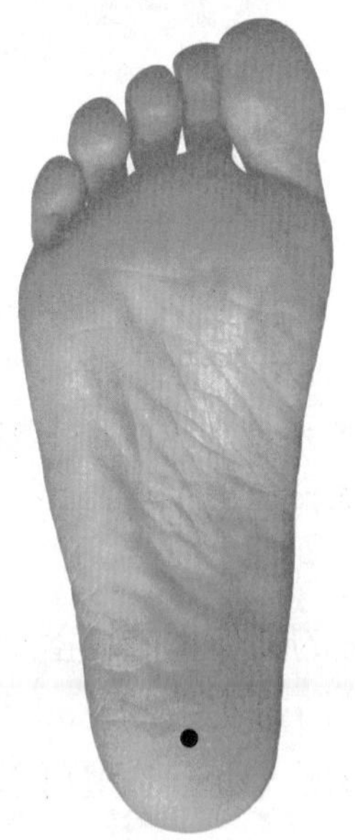

【按摩手法】

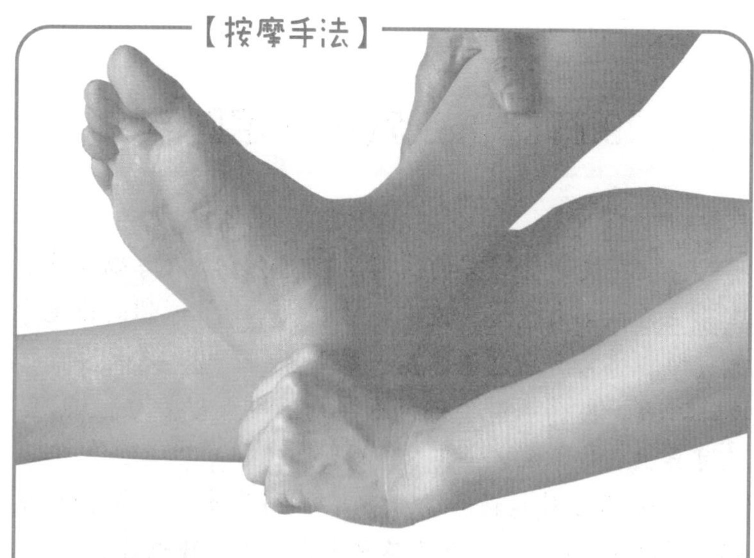

拳捶安眠穴

手握空拳，左手空拳對準右足安眠穴，右手空拳對準左足安眠穴，每側敲打100下即可。

【經驗談】

安眠穴位於腳後跟底部，很好找，握拳敲打的動作人人都會，而且只要敲到100下以上，一般都可以安然入睡，因此又稱為「百敲穴」。

此外，來回推擦背部也有很好的促進睡眠的功效。如果沒有人爲您推擦背部，您可以手握毛巾兩頭，搭在後背上來回拉動，直到背部發熱爲止，一般持續5～10分鐘。

耳後乳突後方的凹陷處有一穴，也名「安眠穴」。與本穴名稱相同，促進睡眠的功效也相同。只是腳後跟的安眠穴必須空拳敲打，而耳後的安眠穴要用指端按揉。

9.哮喘特效穴——定喘穴

哮喘是支氣管哮喘的簡稱。典型的支氣管哮喘發作前有先兆症狀如打噴嚏、流涕、咳嗽、胸悶等，繼而出現哮喘乾咳或咯大量白色泡沫痰，嚴重者被迫坐起或呈端坐呼吸，口唇發紺等，持續時間不等，有的患者在緩解數小時後可再次發作甚至出現哮喘持續狀態。

哮喘病已引起世界衛生組織的高度重視，從1998年起，每年5月的第一個星期二被定為「世界哮喘日」。

【標準定位】

定喘穴

位於第7頸椎棘突下旁開0.5寸處。左右共2穴。

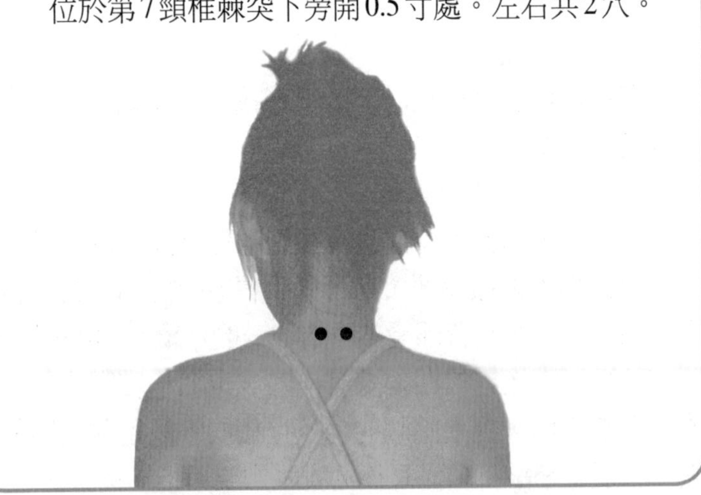

【按摩手法】

指揉定喘穴

用指端對準定喘穴壓揉5～10分鐘。每天早、中、晚各1次。第7頸椎在頸後最高凸起處，在凸起下面各旁開1公分為定喘穴。

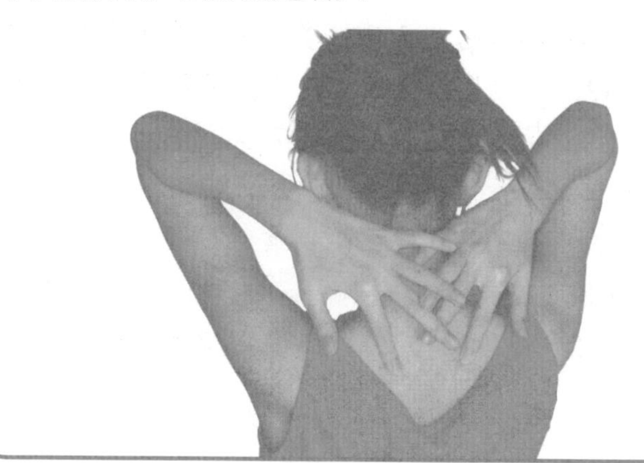

【經驗談】

哮喘患病率的地區差異性較大，我國近年上海、廣州、西安等地抽樣調查結果，哮喘的患病率為1%～5%。發達國家高於發展中國家，城市高於農村。

堅持腹式呼吸可調動中下肺部肺泡以加強呼吸深度而緩解哮喘。

堅持慢跑鍛鍊，可有效地增強肺組織的彈性，提高肺泡張開率，從而增加肺活量。此外，缺水可致痰液變得稠黏而難以順利咳出，所以要記得多喝水。

哮喘多與過敏有關，因此，不宜在室內飼養貓狗等寵物。

10. 胃及十二指腸潰瘍特效穴——中脘穴

胃及十二指腸潰瘍是全球性多發病，總發病率占總人口的10%～12%，常見於男性，以青壯年居多，一年四季皆可發病，但以秋冬之交和冬春之交多發。

臨床表現以持續上腹疼痛為主，十二指腸潰瘍多在空腹或夜間疼痛明顯，胃潰瘍則在進食後疼痛加劇。胃潰瘍常在飯後半小時至2小時之內發生疼痛，十二指腸潰瘍則多在飯後3～4小時後疼痛。伴有泛酸、噯氣、嘔吐等。

【標準定位】

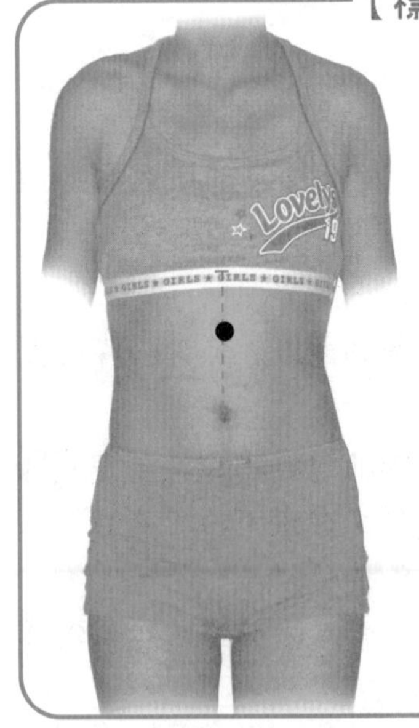

中脘穴

在上腹部，前正中線上，當肚臍中上4寸，也就是胸骨下端與肚臍連線中點處。

【按摩手法】

輕顫中脘穴

仰臥，腹部放鬆，手指稍彎，並使指尖扣在同一平面，輕貼於腹部上、下顫動如小雞啄米樣，頻率以每秒3～4次爲宜。

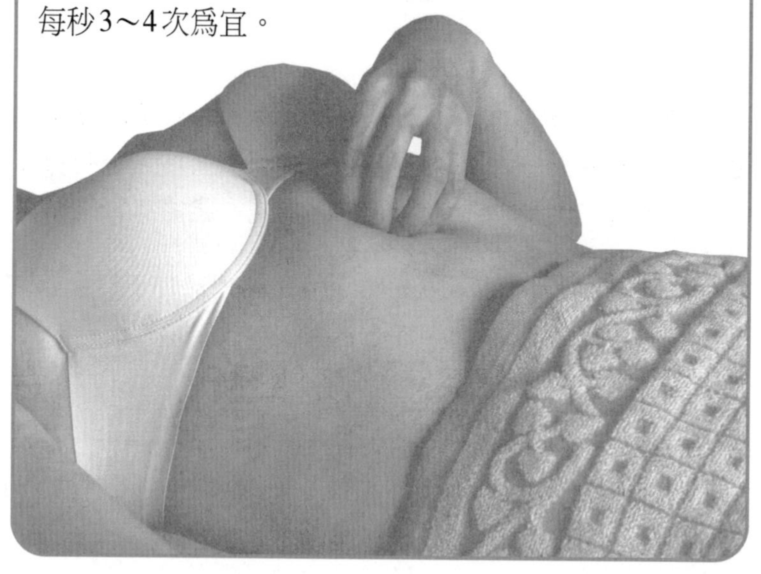

【經驗談】

中脘穴是胃經的募穴，募，有「募集」、聚集、匯合之意，是臟腑之氣彙聚於胸腹部的特定穴位，與臟腑的聯繫特別密切。凡脾胃的疾病如腹痛、腹脹、嘔吐、泄瀉、反胃、腸鳴、便秘、便血、消化不良等，按摩中脘穴常應手而效。

按摩中脘穴時，用力需柔和，從上腹部劍突下至肚臍緩慢來回往返移動。左、右手交替進行。一般10分鐘後，可聽到腸鳴音，隨著腹中脹氣排出而疼痛消除。

11. 肋間神經痛特效穴——陽陵泉穴

肋間神經痛大多由於病毒感染、毒素、機械損傷及鄰近器官和組織的病變而引起。發作時感覺刺痛或燒灼樣疼痛，疼痛部位大都發生於單側5～9肋間。患者常因害怕疼痛加劇而不敢深呼吸，也不敢咳嗽和打噴嚏。

陽陵泉是膽經的合穴，合穴是治療「腑」病的特效穴。

【標準定位】

陽陵泉穴

位於小腿外側，當腓骨頭前下方凹陷處。左右共2穴。

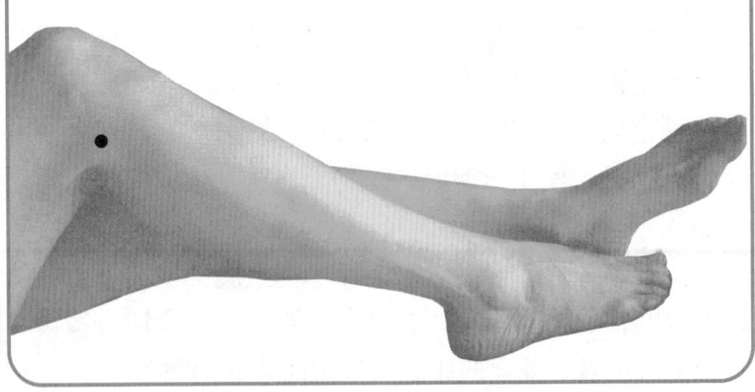

【按摩手法】

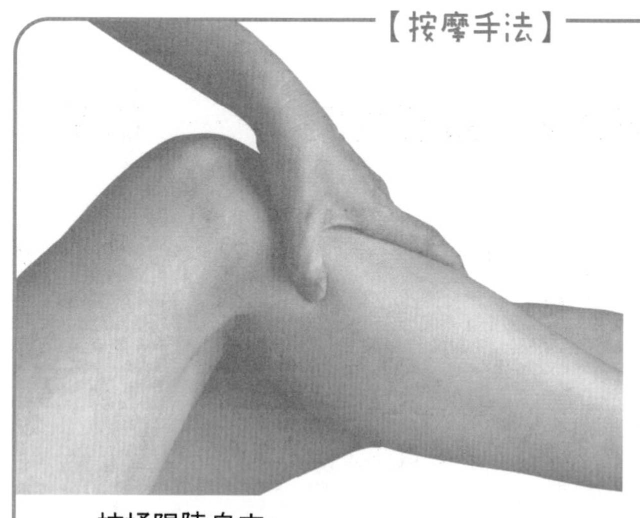

按揉陽陵泉穴

一手抓住小腿外側上端，拇指置於陽陵泉穴上，用力按揉3～5分鐘。兩側交替進行。

【經驗談】

人的每一根肋骨下面都有一條凹槽，肋間神經和血管走在裡面。肋間神經痛發作時循著某一條或幾條肋間神經的分佈而出現劇烈疼痛。疼痛劇烈時可放射至同側的肩部或背部，有時呈帶狀分佈。

陽陵泉善治膽經之病，如膽結石、膽道蛔蟲症等引起的膽絞痛。陽陵泉穴還是筋之會穴，凡與人體的「筋」有關的病症，如小兒抽動症、肋間神經痛、肩肘關節痛、急性腰扭傷等，按摩陽陵泉穴都有不錯的效果。

口苦是膽經火旺的症狀，常按陽陵泉穴不僅能改變口味，而且大便隨之暢通無阻。

12. 膽囊炎、膽石症特效穴——膽囊穴

膽囊炎多由細菌感染引起。膽結石、胰液反流進入膽道、蛔蟲鑽入膽道等，都會引起膽囊炎。而膽囊炎以及膽汁鬱積、膽固醇代謝失調又促進形成膽結石。此外，活動極少，長期伏案辦公的人，常因坐姿壓迫膽管，使膽汁排泄不暢，造成膽汁在膽囊內滯留、濃縮而形成結石。

【標準定位】

膽囊穴

在小腿外側，當腓骨小頭前下方凹陷處直下2寸處的壓痛點即是膽囊穴。左右共2穴。

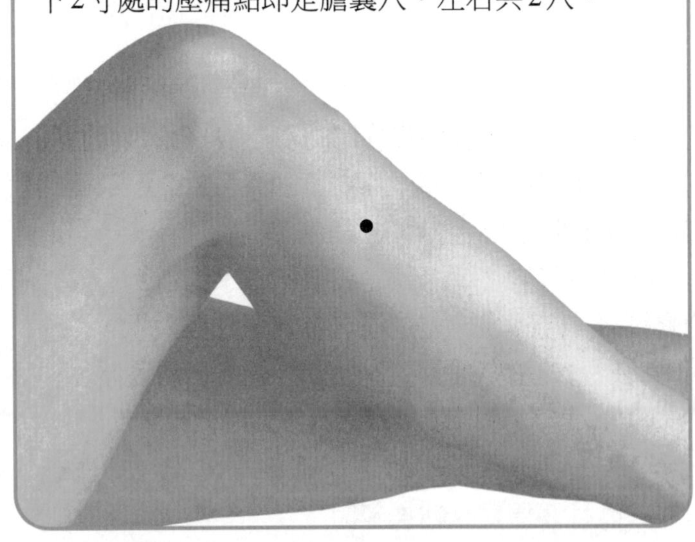

【按摩手法】

點揉膽囊穴

先用拇指點揉右側膽囊穴1分鐘，再點揉左側膽囊穴1分鐘。左右交替點揉3～5分鐘。

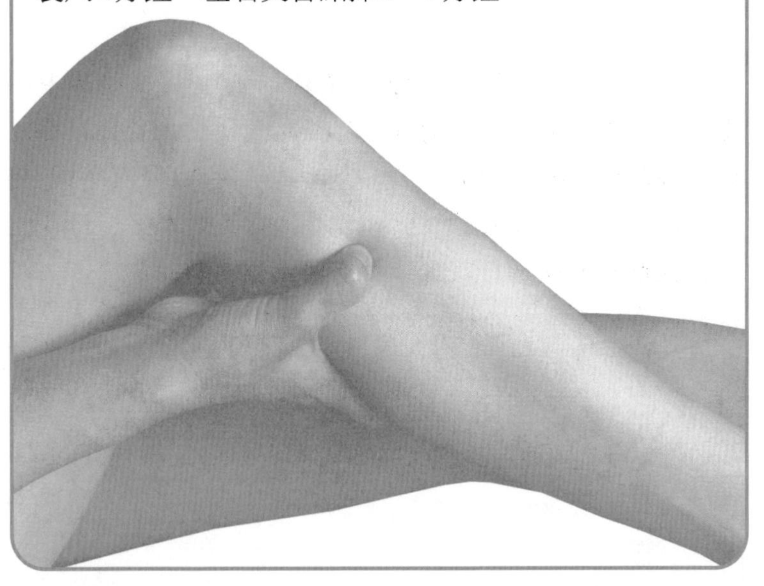

【經驗談】

膽結石會刺激膽囊黏膜，引起慢性膽囊炎，膽囊的炎症使膽囊壁細胞脫落，和白細胞、細菌等一起組成膽石的核心。膽囊的炎症又引起膽汁成分的改變，促使膽固醇、膽紅素沉積形成膽石。膽結石又可進一步阻塞膽囊管而加重膽囊炎症，因此，膽囊結石症與膽囊炎互爲因果常常使病情更加複雜化。

膽囊穴爲經外奇穴，具有利膽通腑、疏肝理氣、通經止痛之功效。是一切膽囊及膽道疾病的特效穴。

13. 慢性肝炎特效穴——肝炎穴

急性肝炎（B型或C型）遷延不癒，病程超過半年者，稱為慢性肝炎。有的B型肝炎起病隱匿，待臨床發現疾病時已成慢性。慢性肝炎指病程在半年以上由多種原因引起的肝臟慢性炎症性疾病。本病通常表現較輕，不產生任何症狀或明顯的肝損害，但有些病例，持續的炎症會緩慢地損傷肝臟，最終導致肝硬化和肝功能衰竭。

按揉肝炎穴可促進肝細胞的修復。

【標準定位】

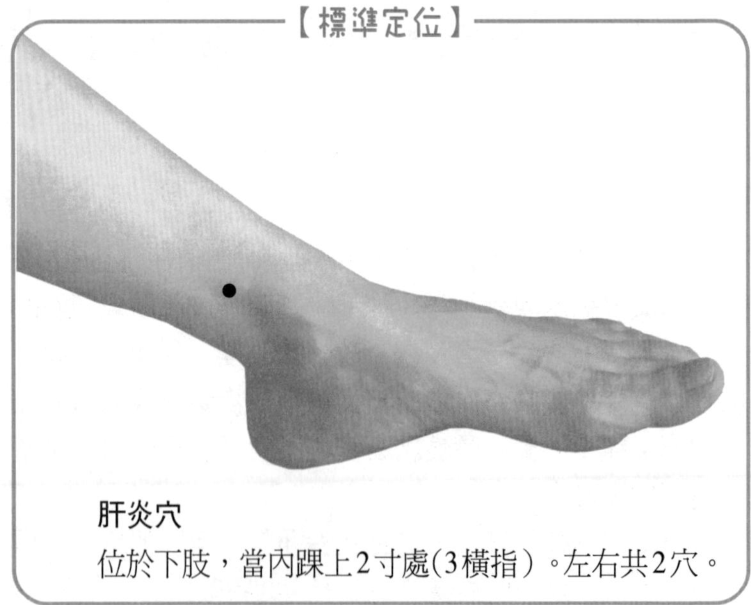

肝炎穴

位於下肢，當內踝上2寸處(3橫指）。左右共2穴。

【按摩手法】

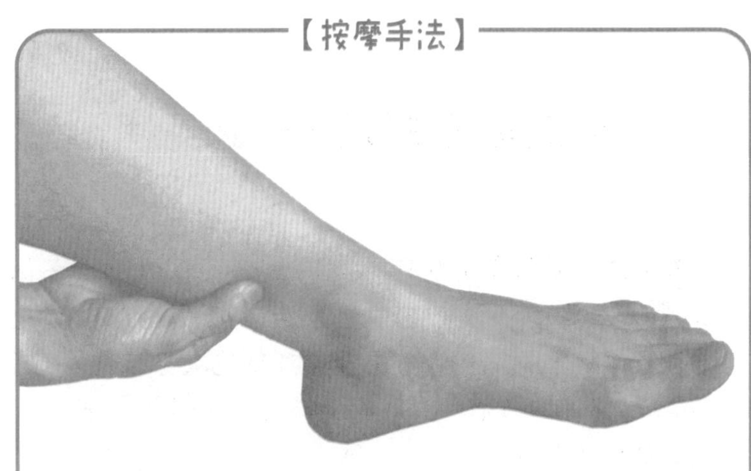

按揉肝炎穴

下肢膝關節屈曲外展，拇指伸直，其餘四指緊握踝部助力，拇指指腹下按並揉動2～3分鐘。兩側交替進行。

【經驗談】

肝炎穴是在臨床實踐中發現的對肝炎有特效的穴位。按揉時，膝關節屈曲外展，拇指伸直，其餘四指緊握踝部助力，拇指指腹於內踝上2寸之「肝炎穴」處進行圓形揉動，共3～5分鐘。有疏肝通絡、理氣活血、促進肝細胞修復的作用。

14. 貧血特效穴——脾俞穴

貧血是指單位容積血液內紅細胞數和血紅蛋白含量低於正常。正常成人血紅蛋白量男性為12～16克／100毫升，女性為11～15克／100毫升；紅細胞數男性為400萬～550萬／毫米^3，女性為350萬～500萬／毫米^3。凡低於以上指標的即是貧血。

貧血最明顯的外表特徵就是面色蒼白，面無血色。自己感覺最明顯的是頭昏、乏力、心悸、氣急、胸悶等症狀。

【標準定位】

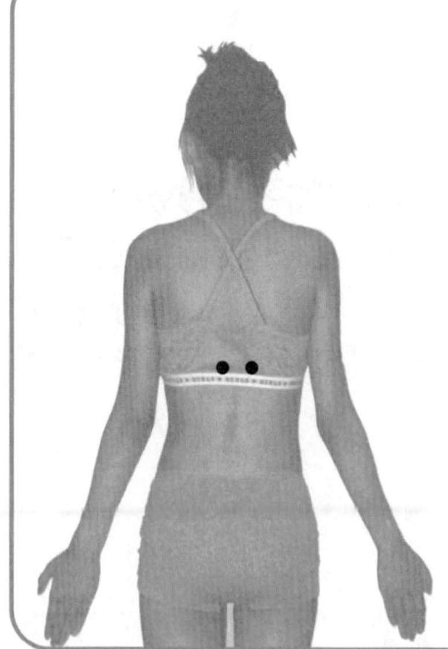

脾俞穴

位於人體背部，在第11胸椎棘突下，左右旁開2指寬處。左右共2穴。

【按摩手法】

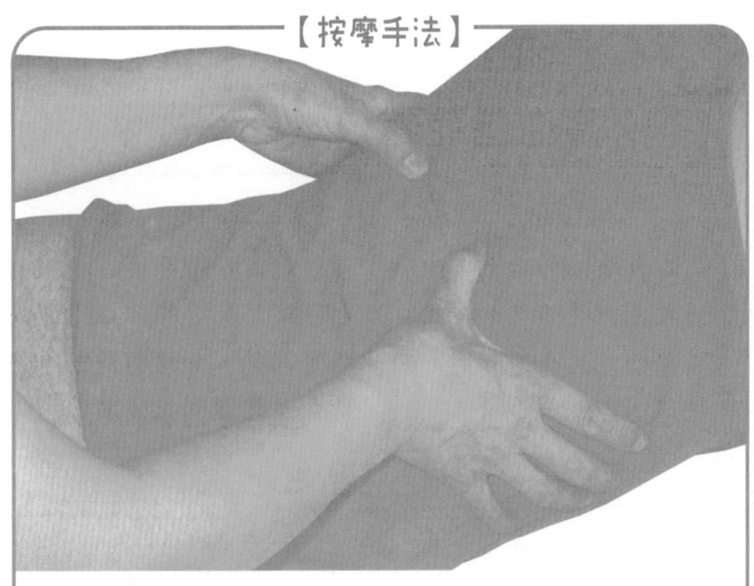

掌揉脾俞穴

用兩拇指在兩側脾俞穴上按揉1～3分鐘。如感覺不方便，也可雙手握拳，將拳背第2、第3掌指關節放在脾俞穴上，適當用力按揉2～3分鐘。

【經驗談】

脾俞穴是脾經在背部的膾穴，「脾主運化」，主管人體的消化吸收功能。消化吸收功能增強，所吸收的營養物質增多，造血的原料也就增多；脾又「主血」，主管人體的造血功能，造血的原料充足，貧血自然得到糾正。

貧血者只要堅持按摩脾俞穴，就能提高紅細胞和血紅蛋白的量，這是醫療實踐和科學研究所證實了的。當然要想臉色紅潤的愛美女士也不能忘了按摩脾俞穴哦。

15. 高血脂症特效穴——豐隆穴

高血脂症係指血漿中脂質濃度超過正常範圍。我國高脂血症患病率在7%以上，並呈明顯上升趨勢。血脂過高最主要的危害是導致動脈內膜脂質沉著，加速形成動脈粥樣硬化，對心腦血管疾病的發展和惡化起到推波助瀾的作用。

豐隆穴是除濕化痰、健脾和胃的要穴。近年來單用豐隆穴治療高血脂症的報導日益增多。

【標準定位】

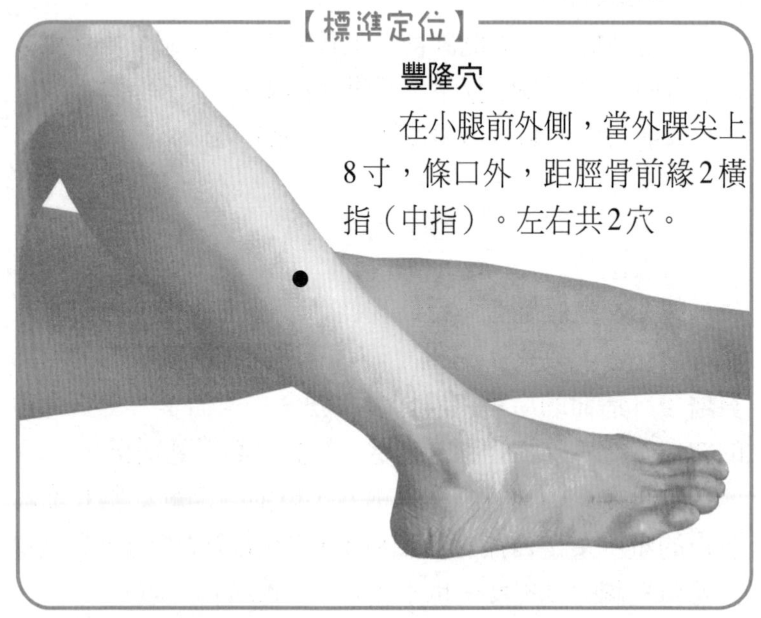

豐隆穴

在小腿前外側，當外踝尖上8寸，條口外，距脛骨前緣2橫指（中指）。左右共2穴。

【按摩手法】

按揉豐隆穴

一手四指按在同側腿的小腿後側，將拇指指腹置於豐隆穴上，適當用力下按並揉動1分鐘。兩側交替進行。

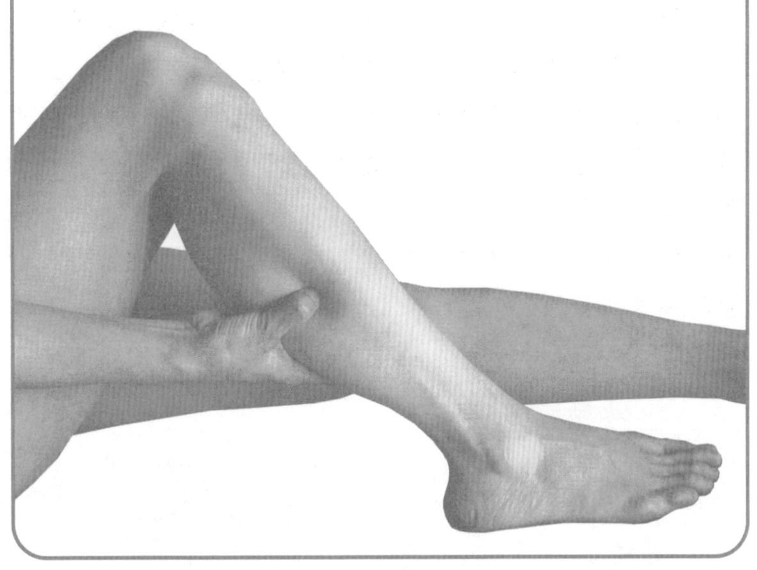

【經驗談】

按摩降低高血脂，豐隆穴使用的頻率最高。由於肥胖的原因與高血脂基本相同，所以按摩豐隆穴降低高血脂的同時，還能使您變得苗條。

按摩法也可將一手中指指尖放在豐隆穴上，拇指附在對側，用力按揉1分鐘。兩側交替進行。

16. 梅核氣特效穴——四關穴

梅核氣是中醫的病名，多發於女性。症狀主要是咽部的感覺異常，有球塞感、緊迫感、黏著感、瘙癢感、蟲爬感，無吞咽困難的吞咽梗阻感等。有時感覺「異物」時上時下，有時忽左忽右，有時突然消失，有時瞬間又來。如用手按壓喉部左側，則「異物」向右「逃遁」；如按壓右側，則「異物」向左去。儘管感覺非常難受，但是各種檢查均無異常發現。

【標準定位】

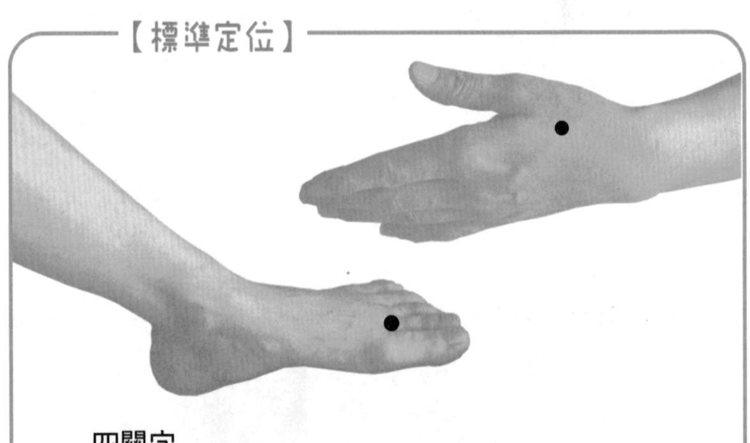

四關穴

合谷穴位於手背第1、第2掌骨間，當第2掌骨橈側的中點處。太衝穴位於足背側，當第1蹠骨間隙的後方凹陷處。左右共4穴。

【按摩手法】

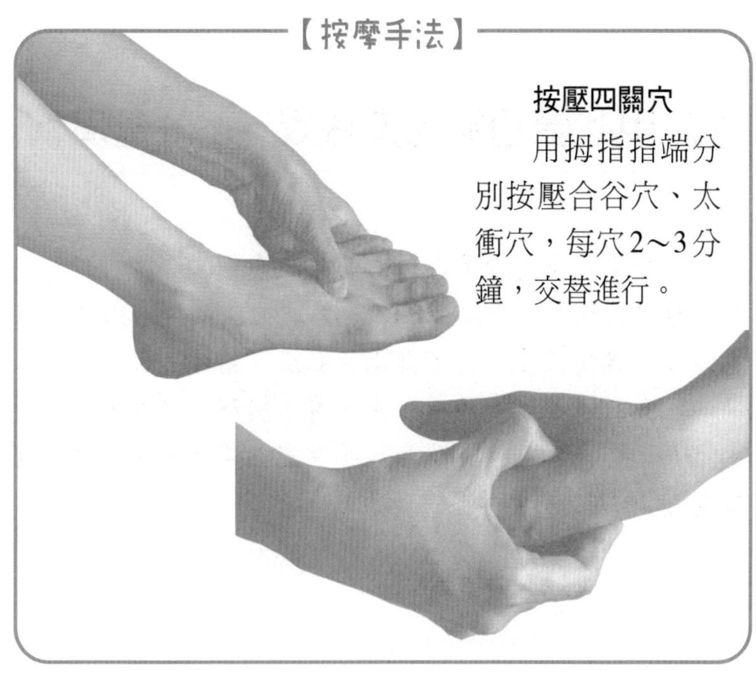

按壓四關穴

用拇指指端分別按壓合谷穴、太衝穴，每穴2～3分鐘，交替進行。

【經驗談】

按壓四關穴能緩解梅核氣。四關穴為兩合谷、兩太衝穴的合稱。

合谷穴爲手陽明大腸經的原穴，爲氣血運行之樞紐；太衝穴爲足厥陰肝經的原穴，具調節全身血量之功用。合谷在上，屬於陽經，主氣之行，清輕升散；太衝在下，屬於陰經，主血之運，重濁下行。兩穴相配，一陽一陰，一氣一血，一升一降，相互制約，相互爲用，剛柔相濟。如此則升降協調、陰陽順接、氣血調和，全身氣機順暢，氣血津液得以正常生成、運行和輸布，痰氣無從鬱結，則何梅核氣之有哉？

17. 甲狀腺功能亢進特效穴——膏肓穴

甲狀腺功能亢進是由於甲狀腺激素分泌過多所致的一種內分泌疾病。主要症狀為怕熱、多汗、心悸、心煩、容易激動、性情改變、失眠焦慮、狂躁、精神失常，常有低熱、多食、消瘦等。約50%患者有不同程度突眼，多為對稱性，也可為單側性。手指、手臂震顫甚至全身顫抖，腱反射亢進、肌無力，甚至肌萎縮。

按揉膏肓穴能調節體內甲狀腺素分泌。

【標準定位】

膏肓穴

位於背部，在第4胸椎棘突下，旁開3寸處。左右共2穴。

【按摩手法】

按揉膏肓穴

用拇指指端按揉膏肓穴3～5分鐘。每天2次。

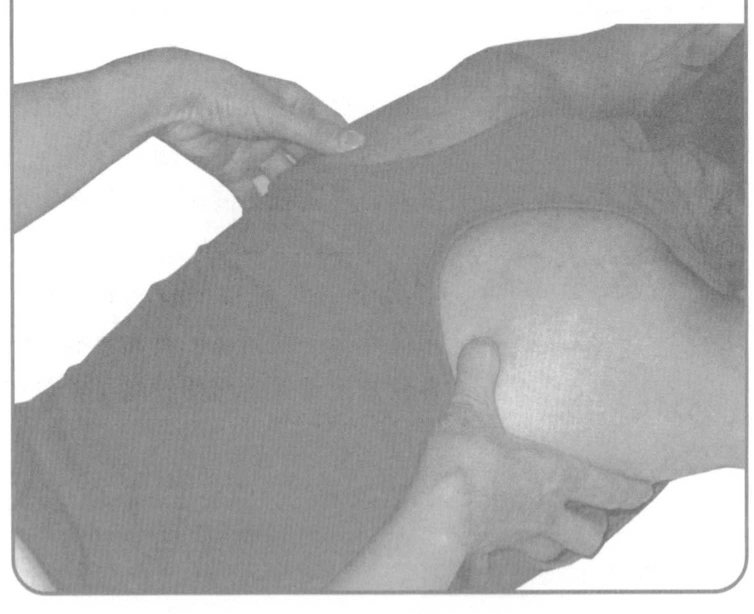

【經驗談】

診斷甲狀腺功能亢進需做血清T_3和T_4含量測定。甲狀腺功能亢進時，血清T_3可高於正常人的4倍左右，T_4約爲正常人的2倍半。

在中醫看來，甲亢雖一派「火旺」之象，但實質卻是「虛」，虛則火無以制，而成「燎原之勢」。**膏肓穴是補虛的第一大穴**，清代名醫吳謙在其著作《醫宗金鑑》中說，膏肓「百損諸虛無不良」。虛得補，則火自降也。

18. 急性尿瀦留特效穴——利尿穴

急性尿瀦留是尿液不能排出，造成膀胱極度擴張。如能及時解除，膀胱能夠恢復功能。如果時間過長，則膀胱肌肉將失去收縮的能力，所謂「無張力膀胱」，就會造成終生的極大痛苦。

尿瀦留的原因大多是由於尿道梗阻，如尿道炎症水腫、結石、尿道狹窄、尿道外傷、前列腺肥大或腫瘤等阻塞尿道而引起。此外，各種原因所致的植物神經損害都可引起尿瀦留。

【標準定位】

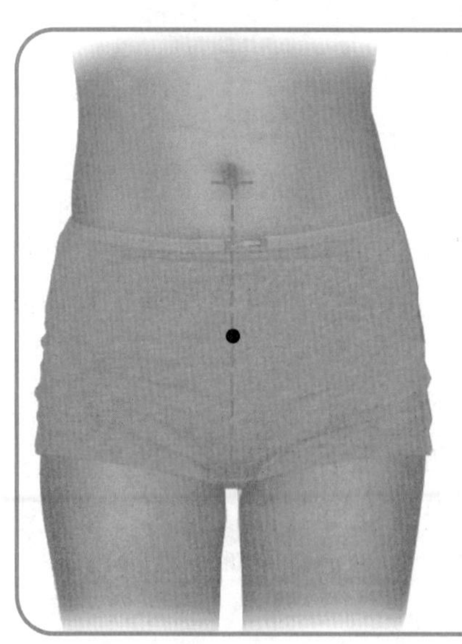

利尿穴

位於恥骨聯合上緣與臍連線的中點處。

【按摩手法】

按壓利尿穴

按壓利尿穴，由輕至重逐漸加大力量，讓患者感到酸脹難忍爲度，直至尿液排出爲止。

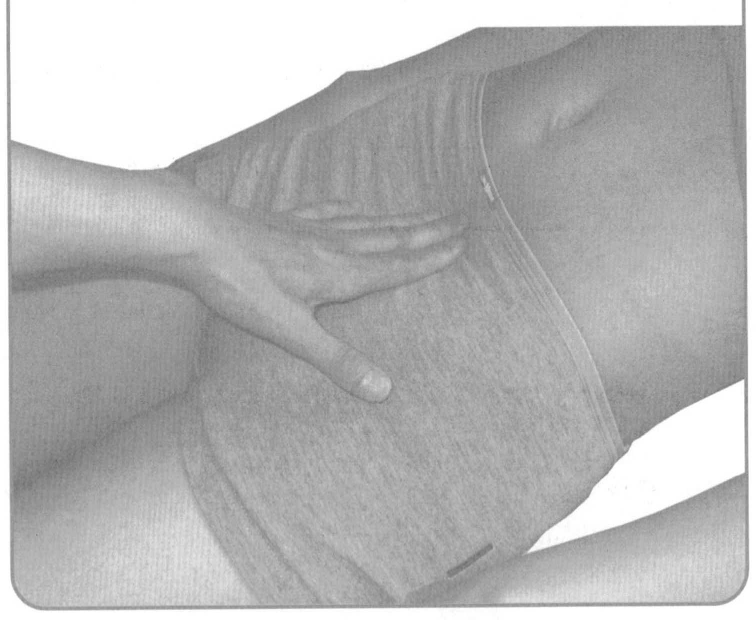

【經驗談】

急性尿瀦留是前列腺增生症的常見併發症，多發生於前列腺增生症的中晚期，文獻報導有50%～60%的前列腺增生症患者發生急性尿瀦留，多在感冒、勞累、飲酒、憋尿、房事、服用某些藥物或吃辛辣刺激食物後誘發。

利尿穴部位分佈有支配膀胱及其括約肌的交感神經、副交感神經、脊神經，因此見效較快。

19. 夜尿頻頻特效穴——夜尿穴

夜尿頻頻是指白天排尿次數正常，而僅僅是晚上入睡後排尿的次數增多。

一般來說，正常成人每天白天平均排尿4～6次，晚上睡覺期間，大部分人可以不排尿，有的需要排尿，但次數不應超過2次，其夜尿的總量平均不超過500毫升，只相當全天總尿量的1/3左右。

指掐夜尿穴能有效緩解夜尿頻頻。

【標準定位】

夜尿穴

位於掌面小指第2指關節橫紋中點處。左右共2穴。

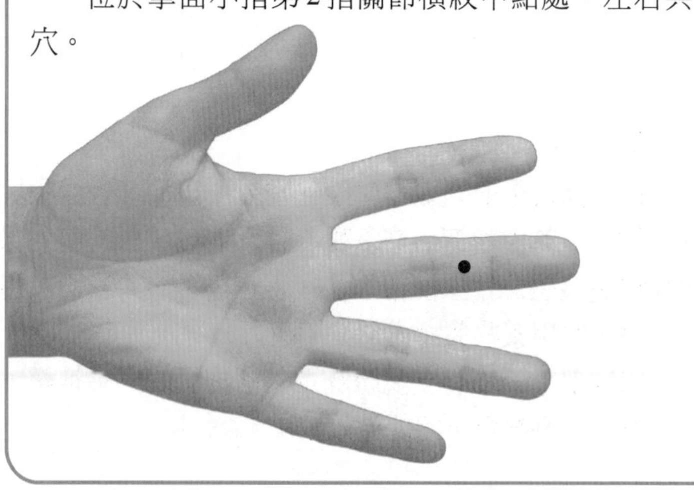

【按摩手法】

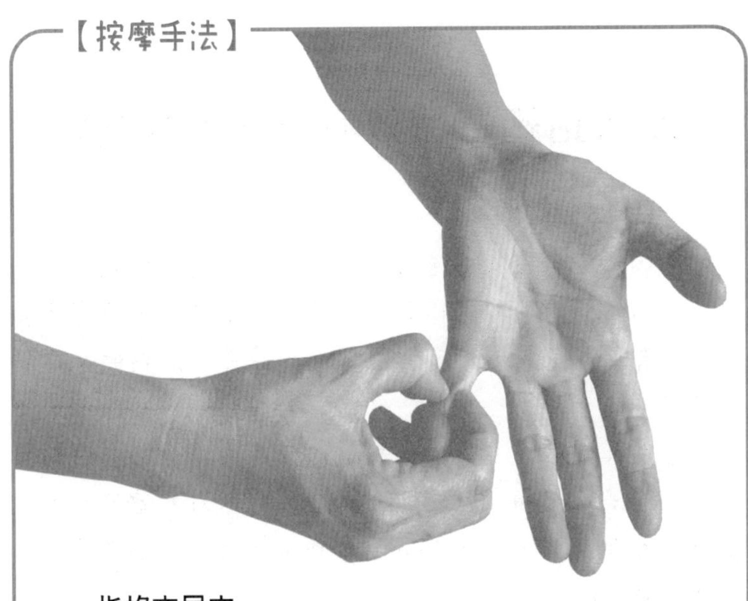

指掐夜尿穴

用拇指指甲對準夜尿穴，逐漸用力下掐，直至出現痛感爲止。每天反覆下掐多次，兩側交替進行。

【經驗談】

中醫認爲是腎氣和腎陽起著「固攝」尿液的作用。老年人處於腎氣、腎陽全面衰退的時期，其「固攝」尿液的作用下降，夜尿自然也就多了。

夜尿頻頻是前列腺增生早期出現的症狀，由於前列腺邊緣的非功能細胞發生異常增生，使前列腺體積增大，壓迫尿道，引起尿頻、尿急、夜間排尿次數增多、尿線變細、排尿困難等，專家稱老年人平均夜尿超過1次可能有前列腺增生，需提高警惕。

20. 尿路結石特效穴——下級俞穴

尿路結石是指尿的通路（輸尿管、尿道、膀胱）中長上了「石子」。由於摩擦會引起疼痛和血尿；由於有「異物」，會引起尿路感染，出現尿頻、尿急、尿痛的尿路刺激症狀。

老年人尿路結石發生率相當高，是由於骨骼中的鈣質析出，結果尿內鈣含量增加而誘發尿路結石。結石的大小不一，大者直徑達5~6公分，如雞蛋黃大小；小者很小，如細細的黃沙一般。

【標準定位】

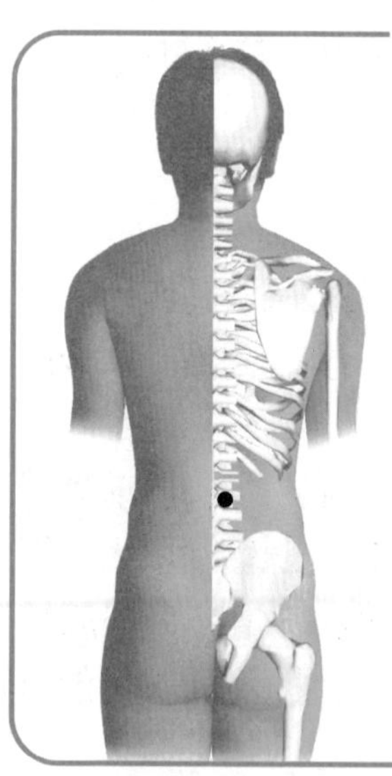

下級俞穴

位於腰部正中線，第3、第4腰椎棘突之間凹陷中。

【按摩手法】

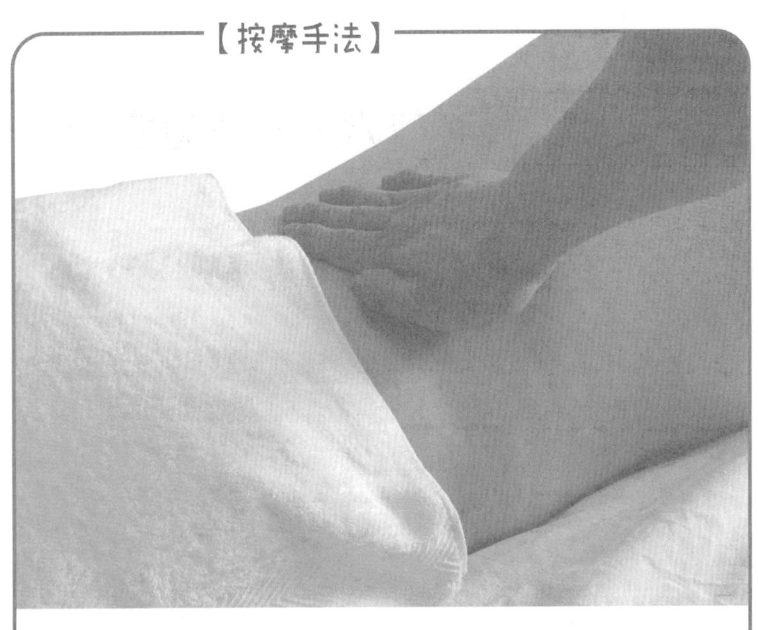

叩擊下級俞穴

手握空拳或虛掌快速叩擊下級俞穴，共3～5分鐘。

【經驗談】

手握空拳快速叩擊下級俞穴時，講究的是力度，依靠叩擊時所產生的振動使結石鬆動、下移，所以不必太在意叩擊的準確性。如不慎叩擊在穴位旁邊或下面的腰骶部，同樣有效。

21. 痔瘡特效穴——痔瘡穴

如果在大便時出血，感覺有東西脫出肛門外或肛門外有腫物疼痛，分泌物增加，就可能是得了痔瘡。任何年齡都可能發病，其中20～40歲的人較為多見，並可隨著年齡的增加而逐漸加重，故有「十人九痔」之說。

據有關普查資料表明，肛門直腸疾病的發病率為59.1%，痔占所有肛腸疾病中的87.25%，而其中又以內痔最為常見，占所有肛腸疾病的52.19%。

【標準定位】

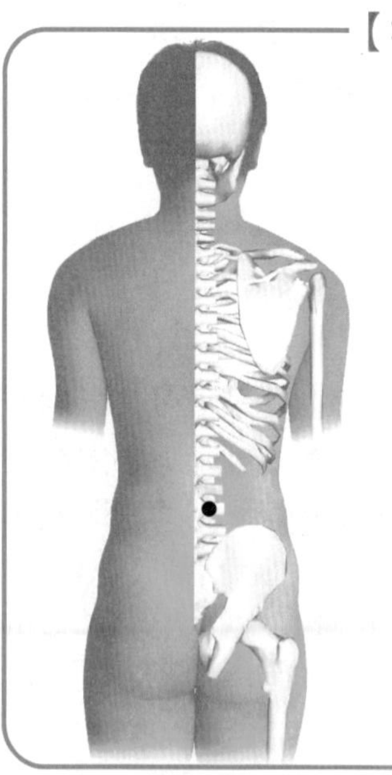

痔瘡穴

背部正中線上，第3腰椎棘突下。

【按摩手法】

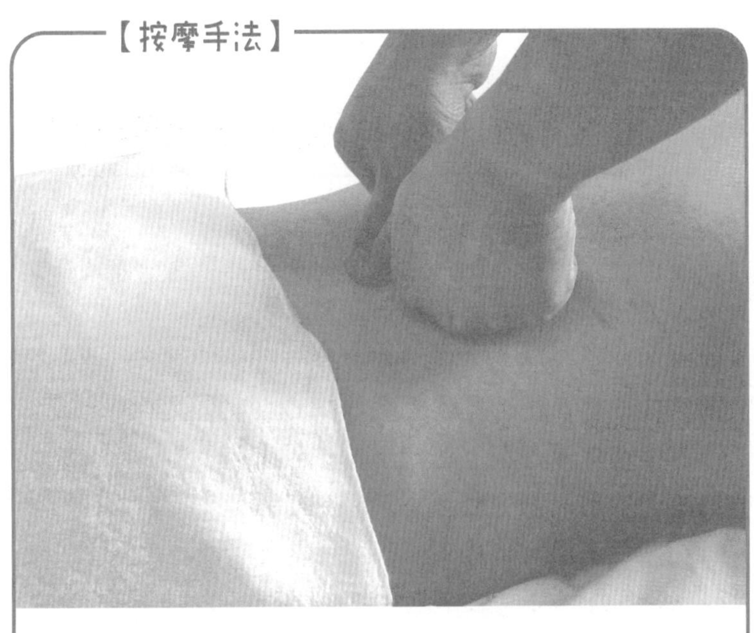

點揉痔瘡穴

用拇指指端按順時針方向點揉1～2分鐘。

【經驗談】

內痔早期的症狀主要是大便時出血，血量時多時少，有時點滴而下，有時如泉噴射，沒有疼痛或其他不適。日久可以引起貧血，感到頭昏、氣短、乏力。

痔瘡穴是以功能主治定名的特定穴，本穴除針對痔瘡有清熱解毒、消炎止痛等功能外，還有瀉火通便的作用。因此無論是痔瘡兼有便秘，還是習慣性便秘，都十分適合按摩本穴。

22. 慢性前列腺炎特效穴——會陰穴

慢性前列腺炎症狀為尿頻、尿急、排尿時疼痛及尿道不適或有灼熱感，有時尿道口流出白色分泌物。會陰部、下腹部隱痛、抽痛或不適，有時腰骶部、恥骨上、雙側腹股溝區甚至雙下肢也有酸脹感。

疼痛可持續存在，也可間斷發生，常常表現為白天工作時感覺不到或感覺較輕，閒暇時或睡覺前感覺明顯。性功能有可能減退，出現不同程度的陰莖勃起障礙、早洩、遺精或射精疼痛等。

【標準定位】

會陰穴

位於人體肛門和生殖器的中間凹陷處。

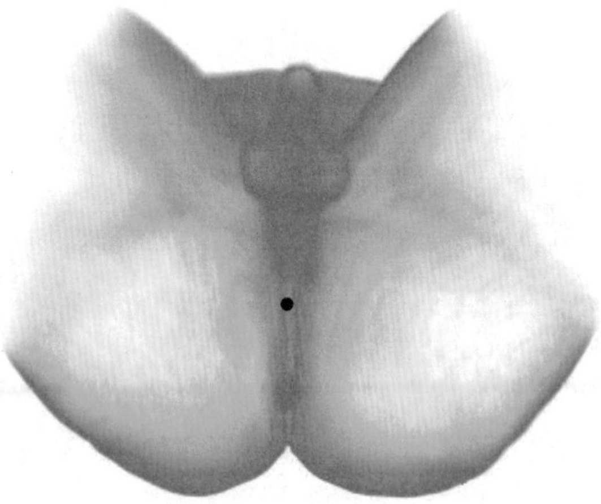

【按摩手法】

四指併攏，直接置於會陰部位，做緩慢、輕柔的順時針或逆時針方向按揉，共3～5分鐘。可在臨睡及早晨起床前進行。

【經驗談】

去醫院診治，醫生通常要做肛門指檢進行前列腺觸診，看看前列腺表面是否平滑，腺體是否柔韌，是否有壓痛。前列腺液化驗也是必不可少的步驟。它可幫助醫生瞭解前列腺炎的性質（細菌性還是無菌性）、程度，估計預後等。

會陰穴就是陰經脈氣交會之所。會陰穴屬「主一身之陰」的任脈，直線連接「主一身之陽」的督脈。按摩會陰穴，能疏通氣血，促進陰、陽的交接與循環，直接加強會陰部位、前列腺以及盆腔器官的血液循環，有助於消除炎症。

23. 急性腎炎特效穴——腎炎穴

急性腎炎大多因突然發現血尿或晨起發現眼瞼水腫，去醫院後才知道患了腎炎。嚴重者全身水腫並伴有尿量減少、體重增加。幾乎所有的急性腎炎患者肉眼都可看見尿中泡沫增多，醫生稱為「蛋白尿」。

蛋白尿較其他症狀消失慢，水腫消失後，蛋白尿仍可持續1~2個月，患者常伴有全身不適、乏力、腰痛、尿頻、納呆等症狀。部分病人可存在前驅感染如咽痛、身熱、皮膚潰瘍等症狀。

【標準定位】

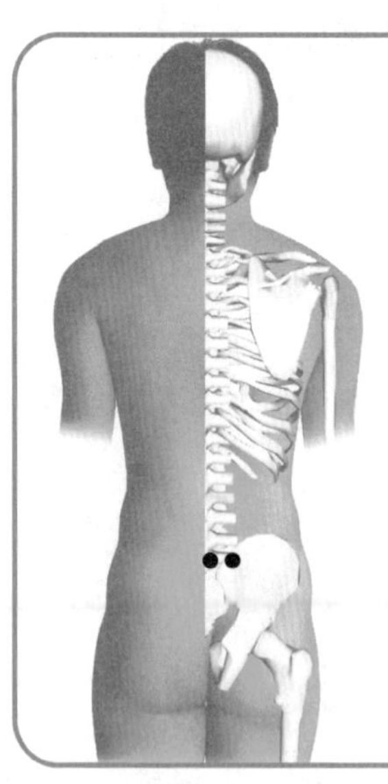

腎炎穴

位於腰部，第2、第3腰椎棘突之間點上1寸，旁開1.5寸處。左右共2穴。

【按摩手法】

按揉腎炎穴

用雙手拇指或掌跟緊貼腎炎穴，按揉5～10分鐘。

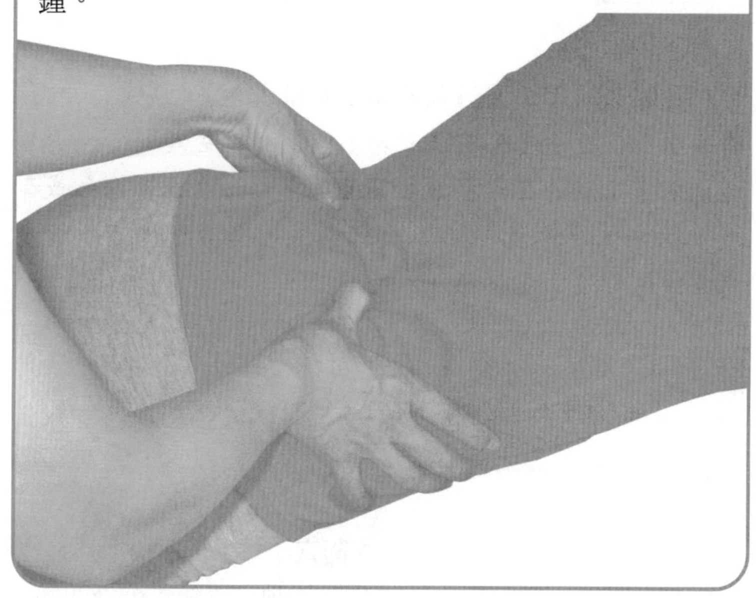

【經驗談】

腎炎穴是臨床實踐中發現的治療腎炎的特效穴。

如感冒1～2週仍不痊癒，出現怕冷、發熱、腰痛、疲乏以及尿中有血或泡沫等，應立即去醫院做尿常規檢查，以排除急性腎炎。

24. 月經超前特效穴——太衝穴

月經來潮比正常週期提前7天以上，甚則一月兩行，連續出現3個月經週期以上者，稱為「月經超前」。月經超前不僅來潮的日期提前，而且血量增多，血色深紅或紫黑，成塊，質濃稠黏滯，血腥味濃，一般還伴有心煩易怒、口乾舌燥等症狀。

太衝穴是肝經的重要穴位，點揉太衝穴不僅能夠清瀉肝經血熱，而且還有滋補肝血的作用。

【標準定位】

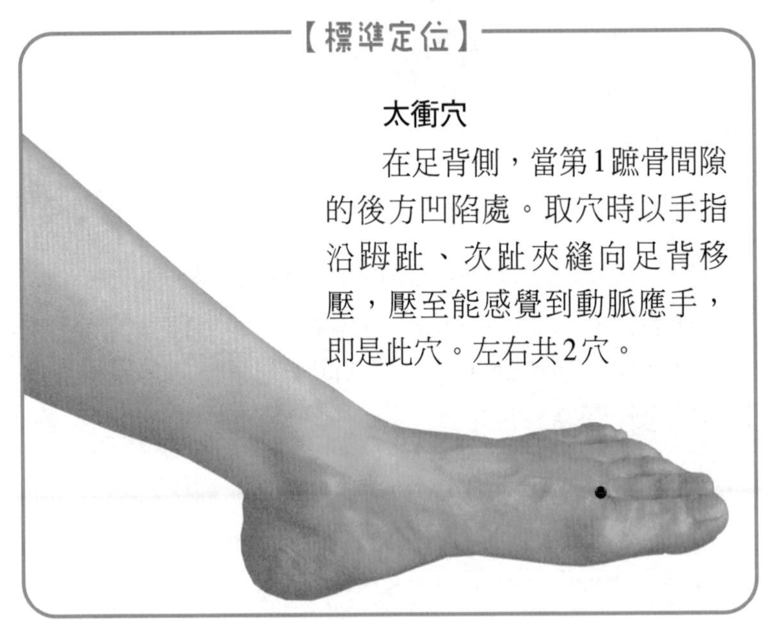

太衝穴

在足背側，當第1蹠骨間隙的後方凹陷處。取穴時以手指沿踇趾、次趾夾縫向足背移壓，壓至能感覺到動脈應手，即是此穴。左右共2穴。

【按摩手法】

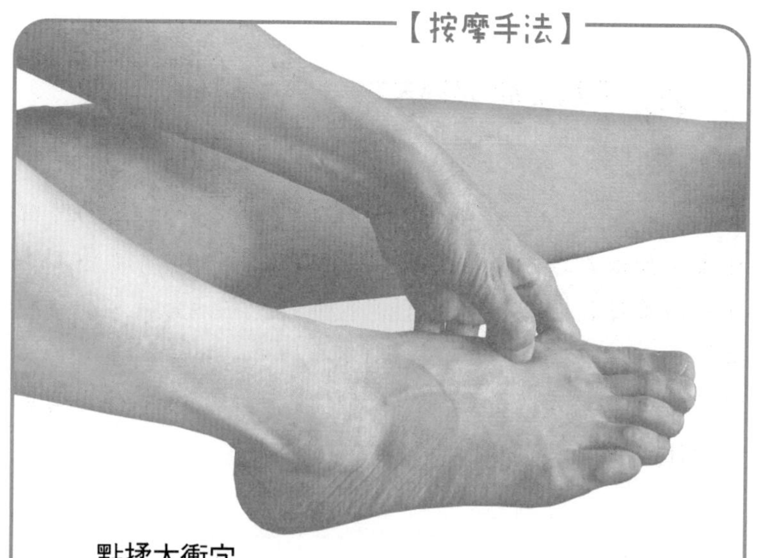

點揉太衝穴

拇指指端放於太衝穴上，與其餘四指相對用力，持續地點揉，一般每次點按5分鐘即可。兩側交替進行。

【經驗談】

太衝穴涼血、補血之力，從穴名也可看出來。「太衝」之「太」，大也；「衝」，衝射之狀也。是謂本穴爲肝經氣血的衝行之道。從經絡理論來講，太衝穴是肝經的原穴，而原穴往往調控著該經的總體氣血。

25. 月經延後特效穴——氣海穴

女性每月經期延後六七天，多至四五十天，稱為月經延後。如果月經來潮時經血量少，色淡紅，質稀不濃，多伴有頭暈目眩、心慌心跳、少氣無力、說話聲微、動則氣喘等，中醫認為是「衝任血虛」。如果月經延後伴有腹痛綿綿，形寒肢冷、經來量少、色淡或帶黯黑等，認為是「衝任虛寒」。

【標準定位】

氣海穴

位於下腹部，前正中線上，當臍下1.5寸處。

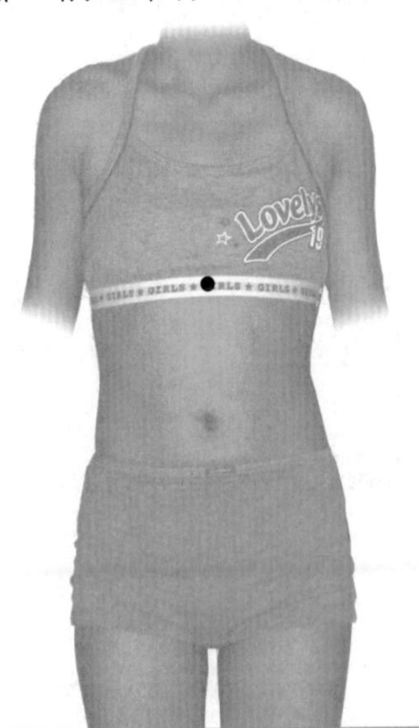

【按摩手法】

旋揉氣海穴

兩掌緊貼，快速相搓至極熱後，迅速將掌面或掌根按於氣海穴上，按順時針方向旋揉至透熱爲度。晨起及臨睡時各1次。

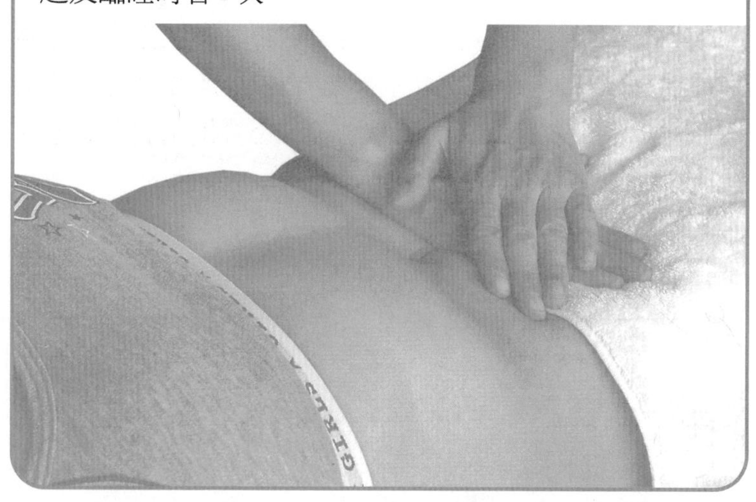

【經驗談】

月經延後總由血行不佳，血行不佳責之於氣。氣海穴屬任脈，「蓋人之元氣所生也」（《針灸資生經》語），故有調整全身、增強免疫功能而強壯全身的作用，爲一切虛證如先天稟賦虛弱、後天勞損太過、大病新瘥、產後體虛等證要穴。氣足則血活，血活則身暖，故前人有「氣海一穴暖全身」的說法，也可見氣海穴補氣活血之力。

且氣海穴上有神闕，神闕主神，下有關元，關元主精，而氣海居於其中，自下而上呈現著氣由精化、神由氣主的密切關係，從中也可領悟到中醫精氣神理論的玄妙。

26. 痛經特效穴——三陰交穴

痛經多發生在月經前和月經期，下腹部呈痙攣性疼痛且有墜脹感，疼痛可放射至腰骶部、大腿內側及肛門周圍。可伴有面色蒼白、噁心、嘔吐、全身或下腹部畏寒、大便頻數，劇痛時可發生虛脫。

按壓三陰交穴可有效緩解痛經。

【標準定位】

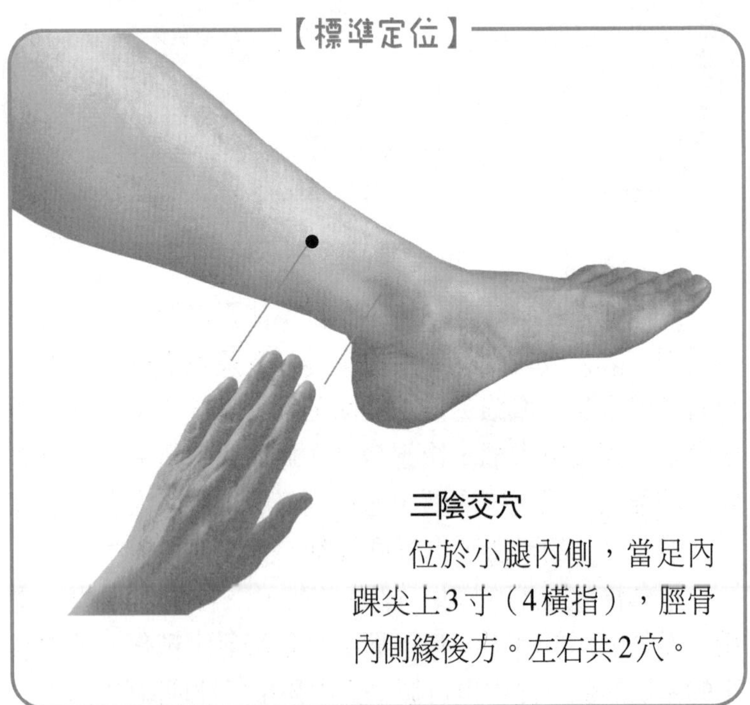

三陰交穴

位於小腿內側，當足內踝尖上3寸（4橫指），脛骨內側緣後方。左右共2穴。

【按摩手法】

按壓三陰交穴

張開手掌，握住腳踝，四指併攏，置於小腿內側，中指指端按於三陰交穴上，按壓5～10分鐘或至疼痛緩解為止。兩側交替進行。

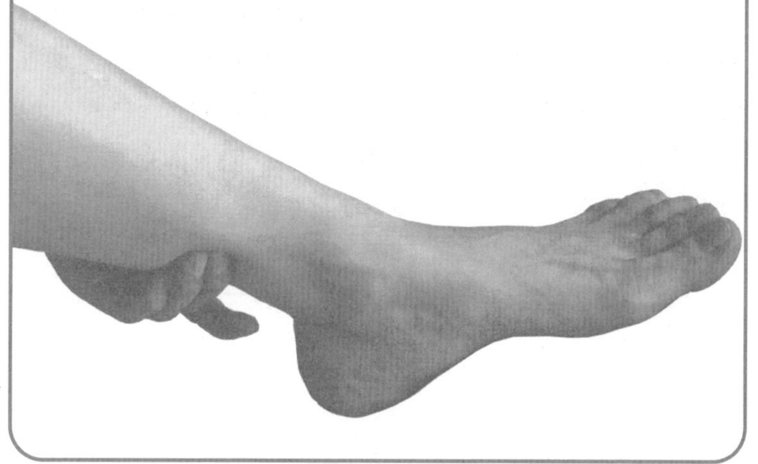

【經驗談】

三陰交穴為全身「十總穴」之一，是人體大穴，因善治婦科疾病而獲「婦科三陰交」之美譽。凡經期超前或延後、月經過多或過少、白帶過多以及經前期綜合徵、更年期綜合徵等婦科疾病皆為要穴。觀「三陰交」之名，知其為三條陰經，即足太陰脾經、足少陰腎經、足厥陰肝經交會之處，因此這三條經脈的病變皆可用本穴。

有報導，按壓三陰交穴的同時，用酒精棉塞耳，有緩解痛經起效加快、止痛作用加強的效果。

27. 胎位不正特效穴——至陰穴

在正常的分娩中，絕大部分胎兒的位置都是頭朝下的，產科醫生稱為「頭產式」。這種姿勢十分有利於分娩，約占所有產婦的96%。而有3%則是胎兒臀部朝下，產科醫生稱為「臀產式」。有0.2%～0.5%是橫位的，被稱為「橫產式」。

【標準定位】

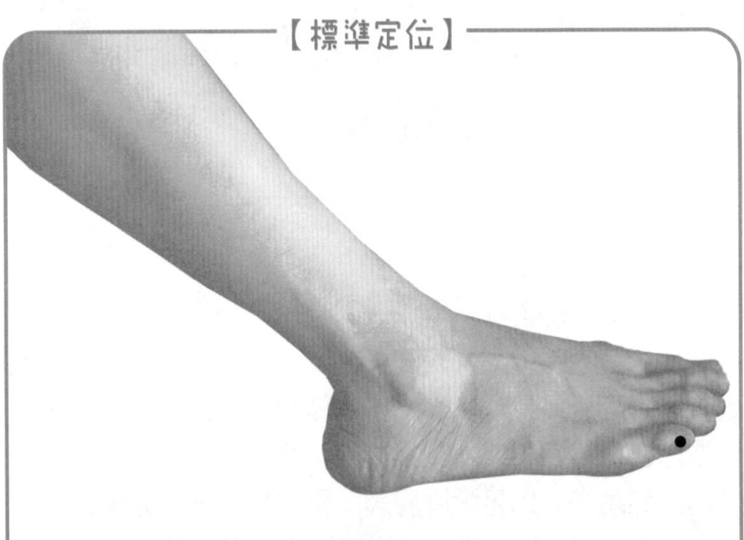

至陰穴

位於人體的小趾末節外側，距趾甲角0.1寸。左右共2穴。

【按摩手法】

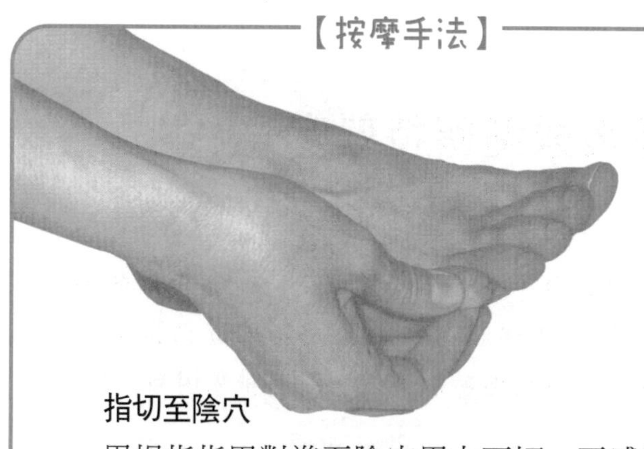

指切至陰穴

用拇指指甲對準至陰穴用力下切，至感覺疼痛爲度。每次指切40～50下，每隔1分鐘重複1次，共10次。兩側交替進行。

【經驗談】

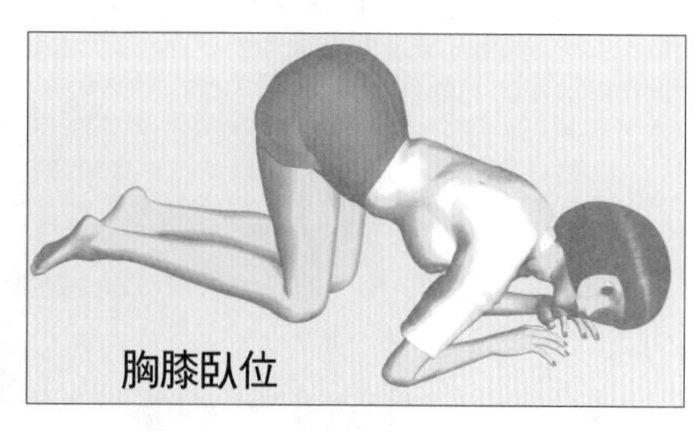
胸膝臥位

如果嫌指切費勁，可選擇尖而圓滑的物件，如火柴棒、圓珠筆尖等按壓至陰穴。也可選擇王不留行子或油菜子貼在至陰穴上，貼上膠布，每次按壓500下。連續按壓5～10天，都可起到糾正胎位的作用。

有研究顯示，按壓時間選在下午3時～5時（申時），有助於提高療效。理由是至陰穴爲足太陽膀胱經的井穴，而下午3時～5時是足太陽膀胱經「所主」，氣血最爲旺盛。每天做胸膝臥位15分鐘，也可以糾正胎位。

28. 產後尿瀦留特效穴——利尿穴

其發生的原因，多是由於產程過長，胎先露的壓迫時間過長，導致骨盆神經麻痹，膀胱和尿道黏膜充血、水腫，以及膀胱肌肉收縮功能減低，引起排尿困難。

按壓利尿穴就是個解決的好辦法。

【標準定位】

利尿穴

位於肚臍（即神闕穴）與恥骨聯合之中點。

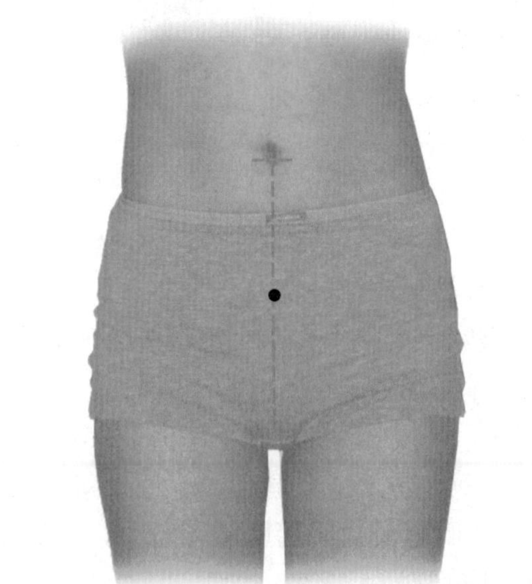

【按摩手法】

按壓利尿穴

用拇指先按於利尿穴上，再垂直力偏向內下方，待出現酸脹感後維持按壓，直至尿液全部排出爲止。

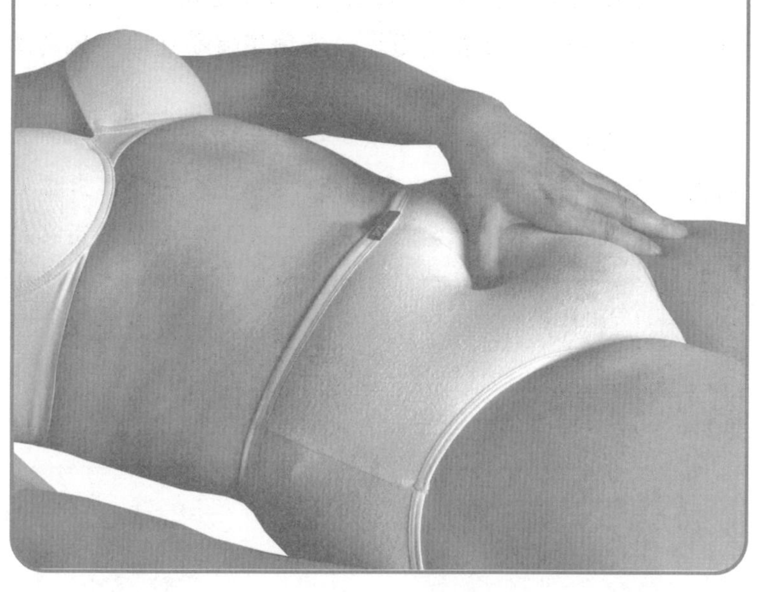

【經驗談】

一般按3～5分鐘即可排尿。也有長至10分鐘，甚至長達15分鐘才開始排尿的，因此要有信心，要有耐心，不要輕易放棄。

按壓利尿穴將尿液全部排出後，立即用熱水浸透毛巾後撈起、絞乾，敷於下腹部膀胱部位，可促進膀胱括約肌的恢復，使下次排尿不再困難。有資料統計，按壓利尿穴對於產後尿瀦留的有效率可達98%。

29. 催乳特效穴——膻中穴

產後產婦會自然地分泌乳汁，如果在產後2～10天內沒有乳汁分泌或分泌乳量過少，不夠餵哺嬰兒的，稱為產後缺乳。

儘早哺乳，刺激乳汁分泌，是預防產後缺乳的關鍵。因為新生兒具有天生的吮吸反射，而這種反射於出生後10～30分鐘最強，因此當新生兒斷臍後，在30分鐘內就應該哺乳，並幫助新生兒吮吸乳頭，有助於產婦乳汁分泌。哺乳時要儘量使乳房排空，也是保持乳房的最大分泌量所不可忽視的細節。

【標準定位】

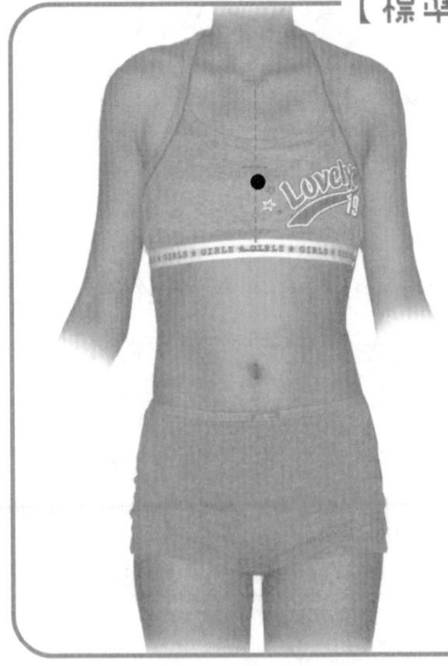

膻中穴

位於胸部，當前正中線上，平第4肋間，兩乳頭連線的中點。

【按摩手法】

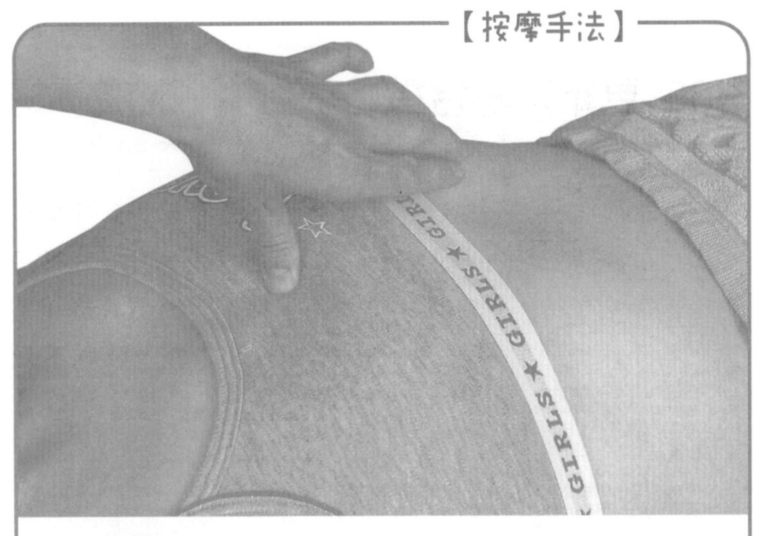

按揉膻中穴

用拇指或食指指端吸定於膻中穴上，輕柔緩和地按揉3～5分鐘。

【經驗談】

膻中穴又稱「上氣海」，是補氣、行氣、調氣的重要穴位。所以《靈樞・海論》中說：「膻中者，爲氣之海。」產後缺乳無非乳汁化源不足或是乳汁通路不暢。膻中穴可調暢乳部氣血，具有寬胸理氣、通絡催乳的作用。《針灸大成》對此穴極爲推崇：「無乳，膻中、少澤，此二穴神效。」

正因為膻中穴優越的寬胸理氣的作用，所以平時感覺胸悶不暢，即可用掌根輕輕揉動本穴，片刻即會感覺豁然開朗。

30. 更年期綜合徵特效穴——血海穴

更年期綜合徵雖然不是什麼病，但是會妨礙到日常生活，使生活品質有所下降。女性在40歲以後，月經變得不規律，並逐漸稀少，出現了更年期症狀，如潮熱、出汗、陰道乾燥、張力性尿失禁、情緒波動、憂鬱、睡眠不好等，此外尚可出現頭眩耳鳴、食慾不振、皮膚乾枯，容易發生骨痛、骨折等。

指揉血海穴可以緩解更年期症狀。

【標準定位】

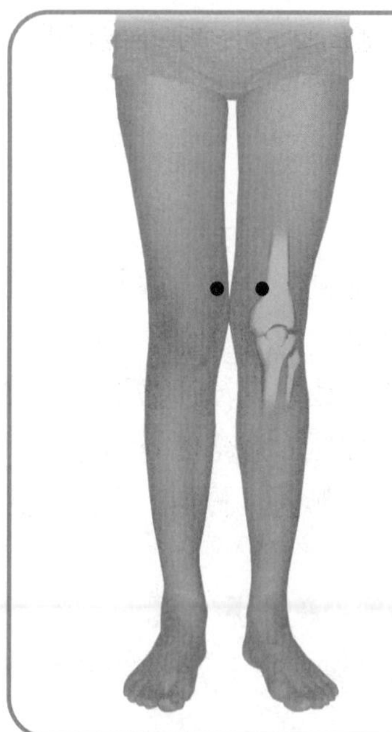

血海穴

在大腿內側，髕底內側端上2寸，當股四頭肌內側頭的隆起處。左右共2穴。

【按摩手法】

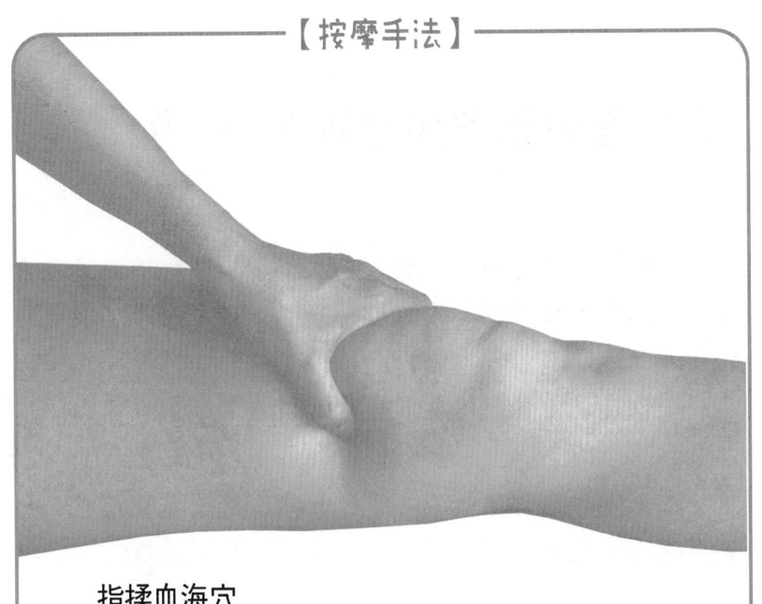

指揉血海穴

用拇指指端按在血海穴上，逐漸加力下壓，直至出現酸脹感，並按揉3～5分鐘。兩側交替進行。

【經驗談】

一般來說，女性在50歲左右完全停經。也有人在40多歲就停經的，還有人到快60歲才停經。如果女性停經一年，可以認爲更年期已經結束。

中醫說「脾生血」，而血海穴屬脾經，是脾血歸聚之處，最善於調節血液，具有活血、生血的獨特功能，故稱血海爲「陰血之海」，一切血病皆可治之。不僅能治療更年期障礙，而且還是治療月經不調以及痛經的特效穴。

31. 幼兒厭食症特效穴——承漿穴

幼兒厭食症是指小兒較長時間的食慾不振、厭惡進食的一種病症，嚴重的可影響生長發育，造成營養不良，以1~6歲幼兒多見。

大多數厭食症與不良的飲食習慣有關。例如平時零食過多、餐前飲用大量的飲料、吃飯不定時、長期吃得過飽、吃飯時注意力不集中，邊聽故事、邊看電視邊吃飯，甚至邊玩邊吃等。

【標準定位】

承漿穴

在面部，當頦唇溝的正中凹陷處。正坐仰靠取穴。

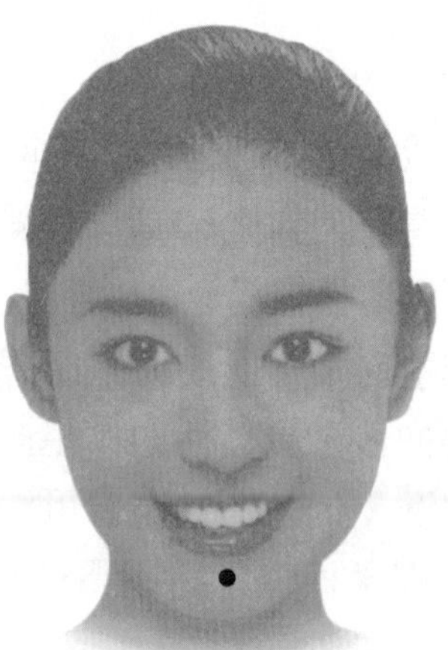

【按摩手法】

按揉承漿穴

用食指或中指指端按揉承漿穴3～5分鐘。

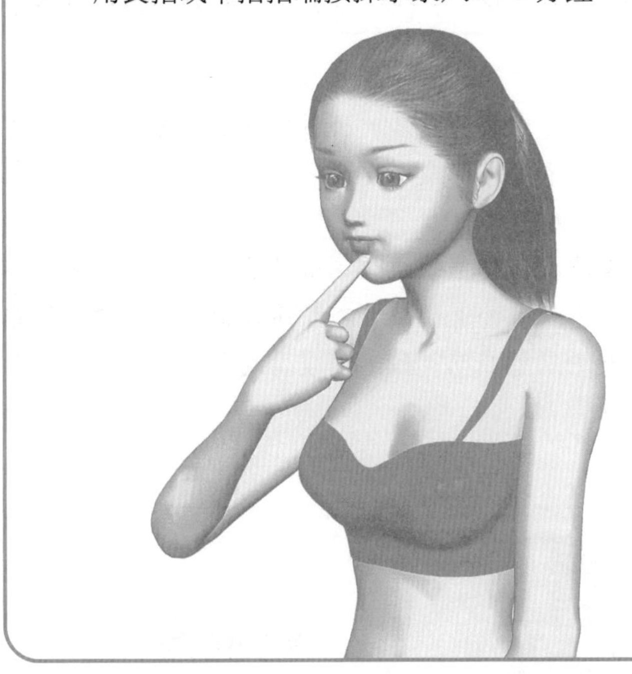

【經驗談】

在採用按揉承漿穴治療的同時，採用「饑餓」療法能有效地改善幼兒的食慾。適當禁食，使幼兒的胃腸內容物徹底排空，有利於重新建立起進食、排空的循環機制，較快地產生進食的慾望。

需要提醒的是，當食慾稍有好轉，切勿「欣喜若狂」，仍應小心謹慎，逐漸增加食量，始終控制在七分飽，千萬別再傷其脾胃，那麼，痊癒之時指日可待。

32. 幼兒疳積特效穴——華佗夾脊穴

幼兒疳積是中醫的病名，西醫稱為幼兒營養不良，是消化功能紊亂和營養障礙引起的一種慢性疾病，多發生在3歲以下的嬰幼兒。

疳積是疳症和積滯的總稱。疳症是指由餵養不當，脾胃受傷，影響生長發育的病症。積滯是由乳食內積、脾胃受損而引起的腸胃疾病，臨床以腹瀉或便秘、嘔吐、腹脹為主要症狀。

【標準定位】

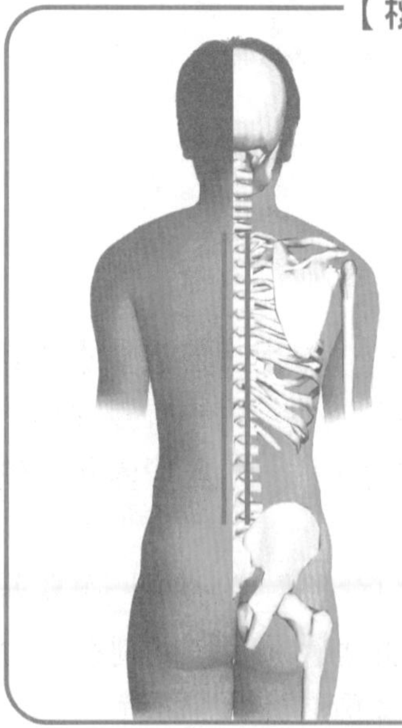

華佗夾脊穴

第1胸椎至第5腰椎，各椎棘突下旁開0.5寸，左右共34個穴。

【按摩手法】

捏 脊

患兒俯臥，醫者兩手食指抵於背脊之上，再以兩手拇指伸向食指前方，合力夾住肌肉提起，而後食指向前，拇指向後退，做翻捲動作，兩手同時向前移動，從下至上，如此反覆10次。

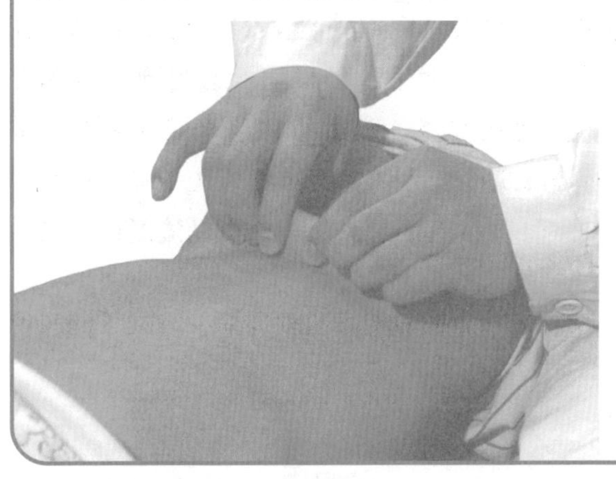

【經驗談】

捏脊時注意：在捏第5～6次時，於腰椎、胸椎部用隱力將肌肉提起，每次提7～8下。每天1次，連續6天爲1個療程。休息1天，再做第2個療程。

幼兒疳積由「傷食」而起，故於飲食宜格外小心。羊肉易助濕生熱，板栗難以消化，胡椒辛辣耗氣，飴糖、紅棗味甘膩皆不宜食用。此外，糯米飯、糯米糍粑、桂圓肉、芝麻、炒黃豆、蠶豆、炒花生、柿子、柿餅、蟹、田螺、螺螄、蚌肉、蜆肉、肉桂、辣椒、肥豬肉以及一切生冷食物，都在忌吃之列。

33. 幼兒流涎特效穴——湧泉穴

幼兒流涎，俗稱「流口水」，多見於半歲至1歲的嬰兒，常發生於其斷奶前後。幼兒半歲以後，唾液分泌量開始增加，而此時正是牙齒萌出的時候，牙槽突剛剛開始發育，而顎部和口底仍比較淺，加上幼兒的吞咽反射又不靈敏，所以分泌的唾液既沒有牙槽突的阻擋，又不能及時把唾液咽下，口腔內「儲存」不了，於是就會出現流涎的現象。

【標準定位】

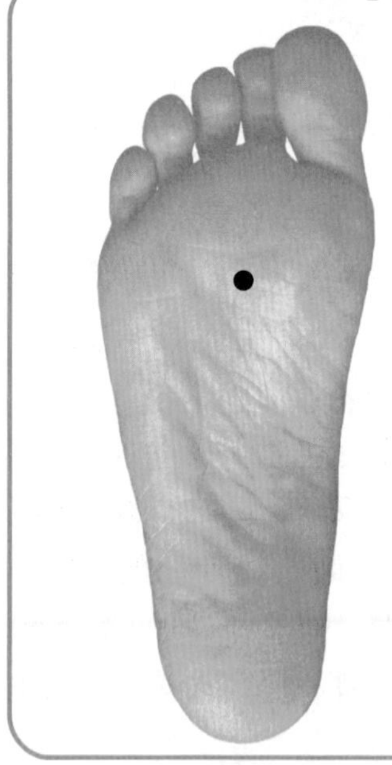

湧泉穴

位於人體的足底部，蜷足時足前部凹陷處，約當第2、第3趾趾縫紋頭端與足跟連線的前1/3與後2/3交點上。左右共2穴。

【按摩手法】

按揉湧泉穴

用拇指或食指第1指關節在湧泉穴上揉動，以局部酸脹爲宜。兩側交替進行。

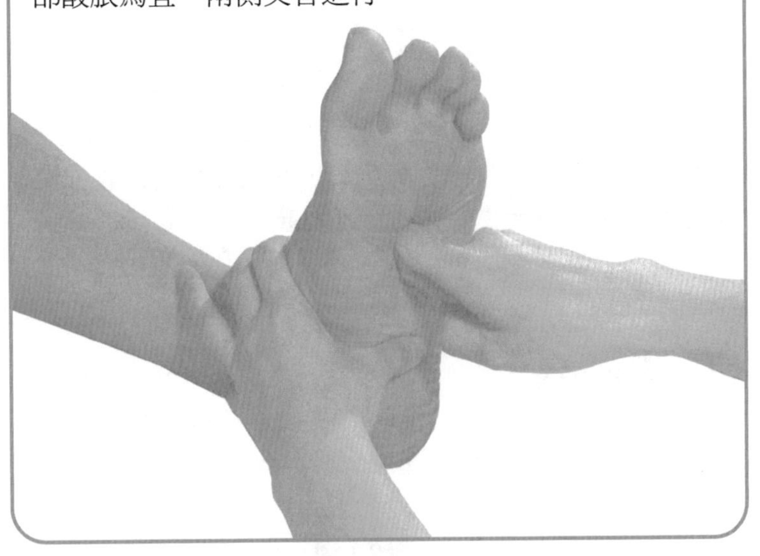

【經驗談】

前賢曰：「湧泉穴多治頭、胸之病，用以引熱下行也。」考湧泉穴屬腎經，腎經居人身經脈之最裡，湧泉穴又爲全身穴位之最下，所謂「承至陰之靜」，故善引熱下行。

按摩湧泉穴後用中藥調敷湧泉穴，能加強療效。敷藥的處方很多，僅介紹兩個最簡單的處方。一是取肉桂10克研爲細末，用醋調和，每晚睡前敷於足底湧泉穴。用於脾胃積熱者效果最好。二是取新鮮天南星30克搗爛，也用醋調和，每晚睡前敷於足底湧泉穴，適宜於脾胃虛寒者。

34. 幼兒遺尿症特效穴——膀胱俞穴

幼兒在2歲以後大都能自行控制排尿，但是有一些幼兒卻不能自己醒來，在睡夢中將尿撒在床上。醫生將5歲或5歲以上幼兒出現的夜間尿床，如果每週兩次以上且持續超過半年，即可診斷為幼兒遺尿症。

【標準定位】

膀胱俞穴

在骶部，當第2骶椎棘突下，旁開1.5寸處。取穴時俯臥，與第2骶後孔齊平。左右共2穴。

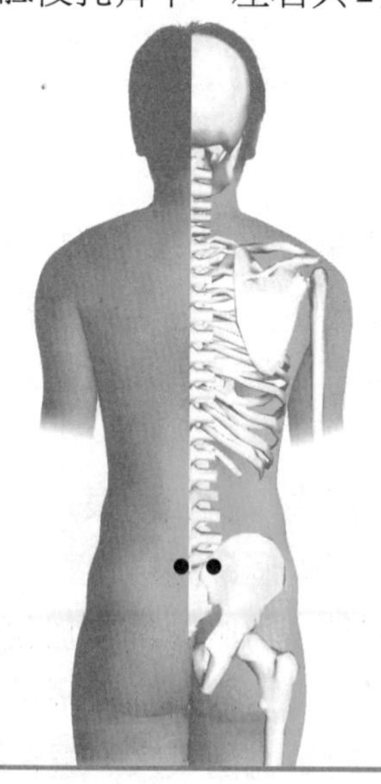

【按摩手法】

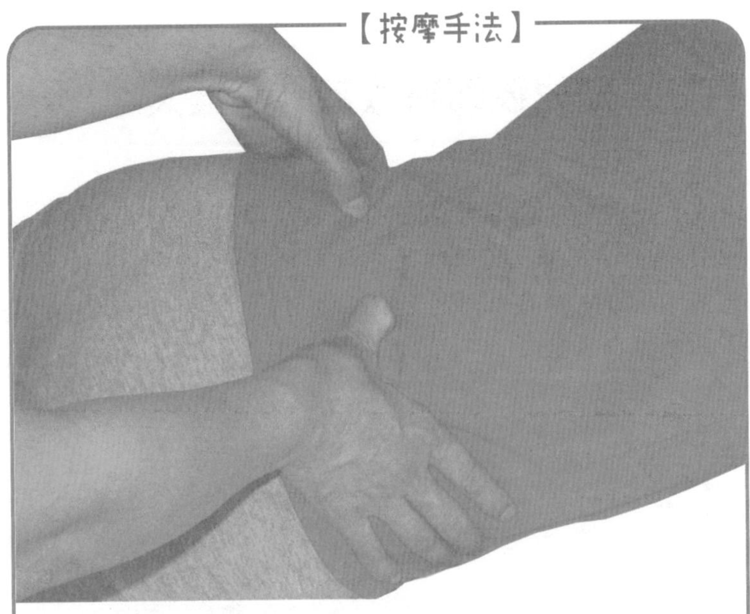

按揉膀胱兪穴

用拇指對準膀胱俞部位按揉5～10分鐘，以局部透熱爲度。

【經驗談】

膀胱俞穴是膀胱之氣轉輸於後背體表的穴位，按摩膀胱俞穴可調理膀胱，振奮膀胱氣化功能，提高對尿液的約束能力，使膀胱約束有力而遺尿得以控制。

本節討論的是「原發性遺尿症」，雖然是占了幼兒遺尿症中的絕大部分，但是還有小部分是由於各種疾病所引起的，萬萬不可忽視，所以凡幼兒遺尿宜先請醫生檢查，如非因疾病而起，再按上法診治，方爲穩妥。

35. 幼兒夜啼特效穴——推天河水

幼兒夜啼是指「日夜顛倒」，白天安靜入睡，入夜則啼哭不安，或每夜定時啼哭，甚則通宵達旦，如此反覆不已，多見於5個月以內的嬰兒。除了夜間啼哭之外，無其他明顯不適。

【標準定位】

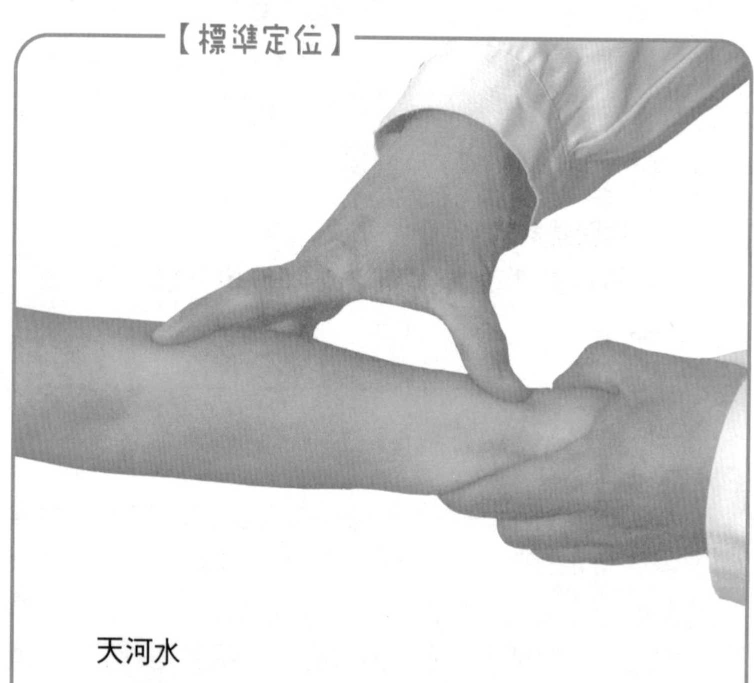

天河水

前臂內側正中，自腕橫紋至肘橫紋呈一直線為天河水。左右共2穴。

【按摩手法】

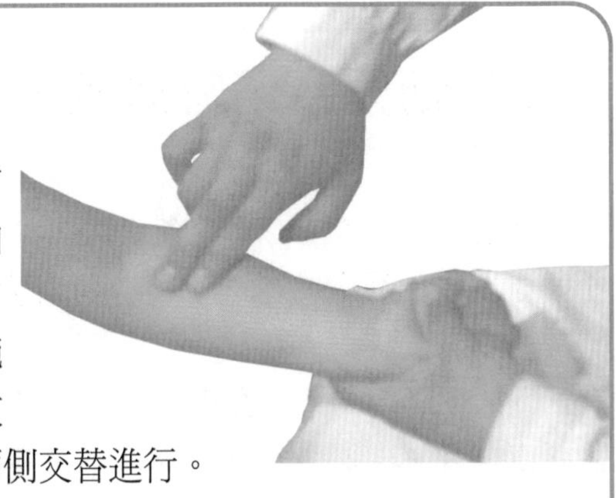

推天河水

在小兒前臂上塗些潤滑油後，用食指、中指二指指腹自腕橫紋推向肘橫紋200～300次。兩側交替進行。

【經驗談】

中醫認爲，幼兒夜啼最主要的原因爲心火偏旺、脾經偏弱。天河水恰好是心包經的位置，推天河水即逆推心包經，既可瀉心經之火，又可補脾經之血，心火得瀉，脾經得補，夜啼乃癒。

《幼科推拿秘書》云：「天河穴，在膀膊中，從坎宮小天心處，一直到手彎曲池。」歷代對幼兒推拿手法十分講究，僅「天河水」的按摩手法就有很多種：從腕橫紋推到肘橫紋，名「清天河水」；從掌心勞宮推至肘橫紋，名「大推天河水」；由肘橫紋下推至勞宮，名「取天河水」；由腕橫紋推至肘橫紋，再以食指、中指、無名指三指向上拍之，並用口吹天河水，隨吹隨拍，名「引水上天河」；以一手拇指按總筋處，另一手拇指、食指如彈琴狀彈天河水，由內關彈至肘橫紋上，再以兩手拇指掐肩井、琵琶、定馬等穴，名「打馬過天河」。

36. 幼兒腹瀉特效穴——天樞穴

幼兒「脾常不足」，易患腹瀉，雖一年中任何時候都可以發生，但夏、秋季節多發。特別多見於6個月至2歲幼兒。

幼兒腹瀉起病急，幾乎每個孩子病初都有嘔吐現象，常先於腹瀉，持續2～3天，同時多數患兒在病初常伴有發熱及感冒症狀，隨後的1～2天便開始出現噴射狀腹瀉，大便性狀多為水樣或蛋花湯樣，每日可有5～20次不等，無膿血及腥臭味。

【標準定位】

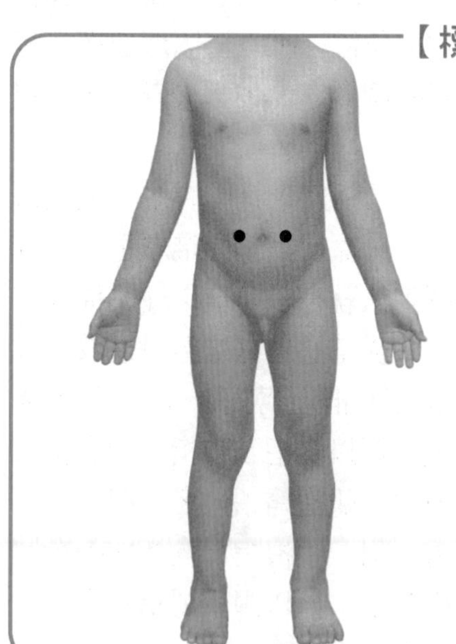

天樞穴

位於腹中部，平臍中，距臍中2寸。左右共2穴。

【按摩手法】

揉天樞穴

用拇指指端或掌面按在天樞穴上，稍用力下按並揉動3～5分鐘。

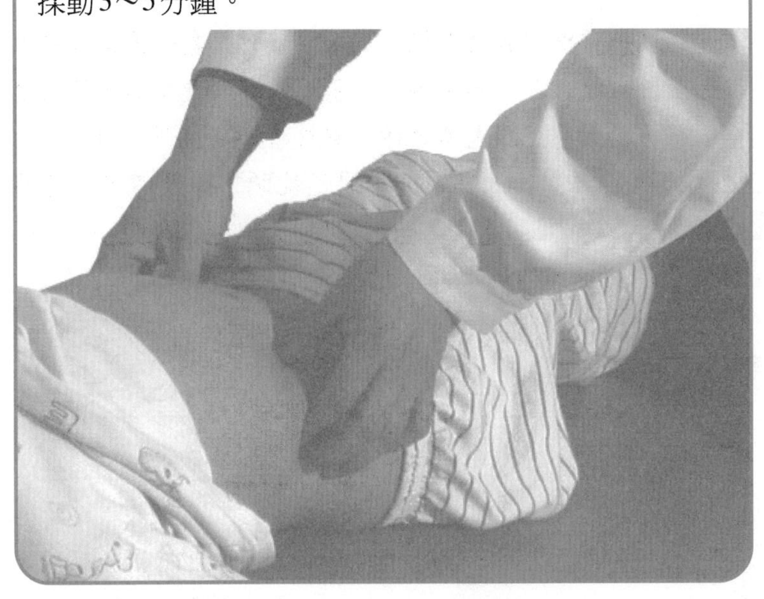

【經驗談】

天樞穴正當天、地二氣之間，為上下通調、升清降濁之樞紐而得名。

天樞穴屬胃經，又爲大腸之募穴，故既能治胃部疾病，又能治腸道疾病。加上天樞穴有十分顯著的雙向調節作用，既能止瀉，又能通便，所以凡一切胃腸道疾病如腹脹、腹痛、泄瀉、痢疾、便秘以及胃痛、嘔吐等，天樞穴都能治之。

37. 落枕特效穴——天宗穴

落枕常常是由於白天極度疲勞，夜間休息時很快入睡，且一覺睡到大天亮，起床時突然發現頭部僵硬疼痛，頭頸歪向一側，活動受限，尤其後伸、側轉時疼痛特別明顯。

落枕是由於睡覺時頭頸離開了枕頭，導致頸椎長時間處於過度偏轉、過屈或過伸的固定位置時，頸部一側的肌群就會處於過度伸展狀態而痙攣。

點揉天宗穴治療落枕，總有效率100%。

【標準定位】

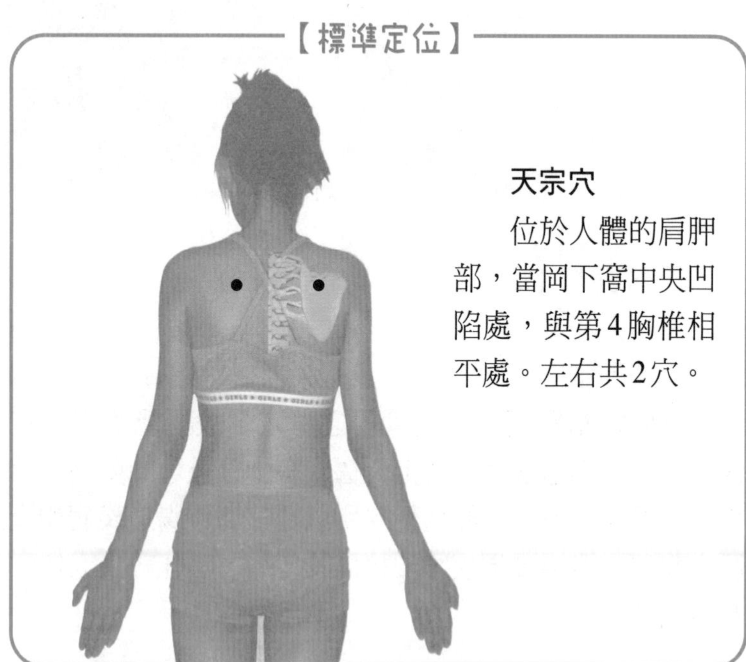

天宗穴

位於人體的肩胛部，當岡下窩中央凹陷處，與第4胸椎相平處。左右共2穴。

【按摩手法】

點揉天宗穴

用兩拇指分別點揉雙側天宗穴，當產生酸、脹、麻等感覺並向頸項部傳導時，令患者自主活動頸部，幅度逐漸加大，共活動10分鐘即可。

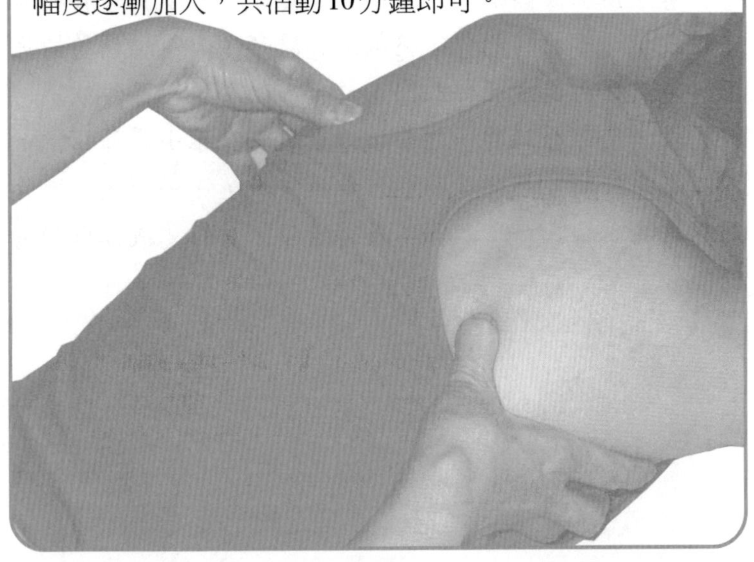

【經驗談】

落枕後局部血管擴張，炎症較重，此時熱敷不僅「於事無補」，還會加重局部腫脹。因此，在落枕後24小時內，千萬不要熱敷。

冷敷有一個十分簡便的方法：用1500毫升的大飲料瓶，洗淨，灌水，凍成冰。**落枕後將凍成冰的飲料瓶包上毛巾當做枕頭，枕上2~3個小時後會有意想不到的效果**。飲料瓶的最高點恰好位於頸部第4、第5頸椎間，以此為支點，依靠頭顱的重量向兩側拉伸，起到了自然牽引的作用。

38. 急性腰扭傷特效穴——閃腰穴

急性腰扭傷俗稱「閃腰」、「岔氣」。多為彎腰提取重物或抬運重物時動作不協調，在腰部肌肉無準備的情況下，突然發力造成腰部肌肉、筋膜、韌帶、關節等組織的撕裂傷，使部分肌腱、韌帶纖維斷裂，脊椎小關節錯縫，滑膜嵌頓絞鎖。損傷後局部軟組織滲血，深部形成血腫，局部疼痛，肌肉痙攣。如不及時治療，易轉變成難以治癒的慢性腰痛。

【標準定位】

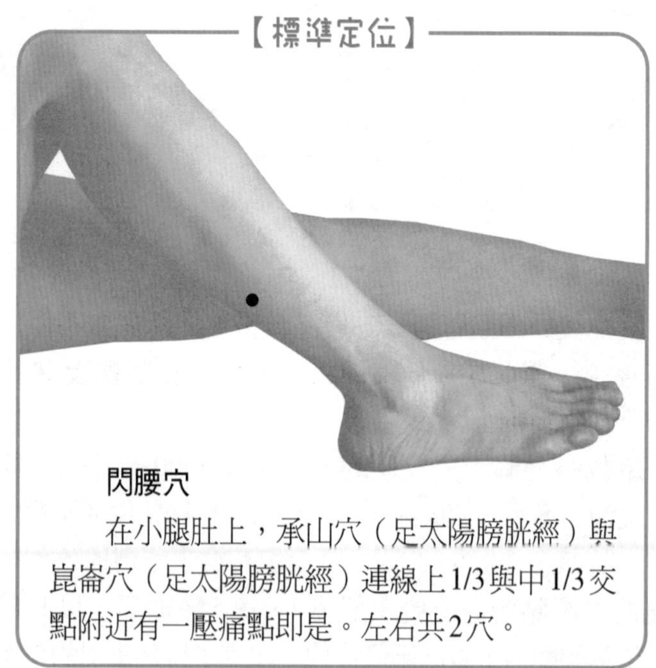

閃腰穴

在小腿肚上，承山穴（足太陽膀胱經）與崑崙穴（足太陽膀胱經）連線上1/3與中1/3交點附近有一壓痛點即是。左右共2穴。

【按摩手法】

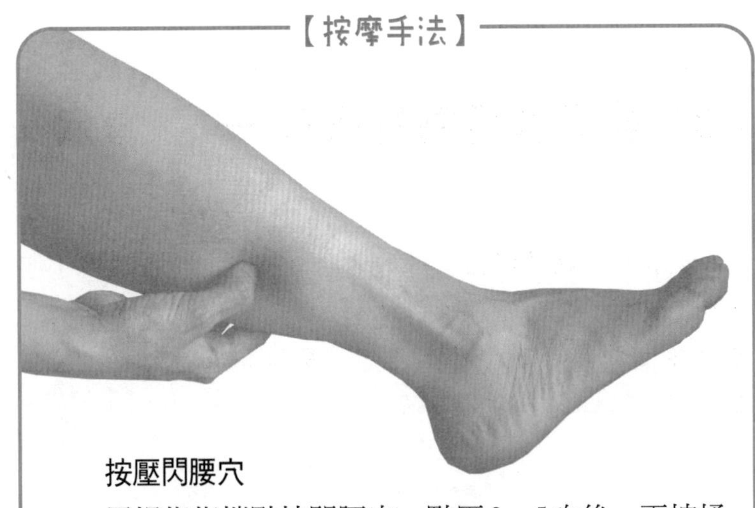

按壓閃腰穴

用拇指指端點按閃腰穴，點壓3～5次後，再按揉2分鐘，力度以患者能忍受且微有出汗爲度。最後輕柔、和緩地按揉1分鐘即可。每天1～2次。兩側交替進行。

【經驗談】

按壓閃腰穴可緩解急性腰扭傷。

急性扭傷後當天可冷敷腰部，能使局部血管收縮，減輕充血和出血，從而減輕疼痛。

具體方法可將兩塊小毛巾放在冰水中浸濕後擰乾輪換敷於患部，每隔5分鐘左右更換1次。24小時後，用同樣方法改爲熱敷，能儘快痊癒。

39. 坐骨神經痛特效穴——坐骨穴

坐骨神經痛是指沿坐骨神經通路及其分佈區域內（即臀部、大腿後側、小腿後外側和足外側）所產生的疼痛。疼痛多由臀部向下放射至足部，呈陣發性加劇，夜間更甚。按壓坐骨穴能有效緩解坐骨神經痛。

【標準定位】

坐骨穴

大轉子與尾骨尖連線中點下1寸處。左右共2穴。

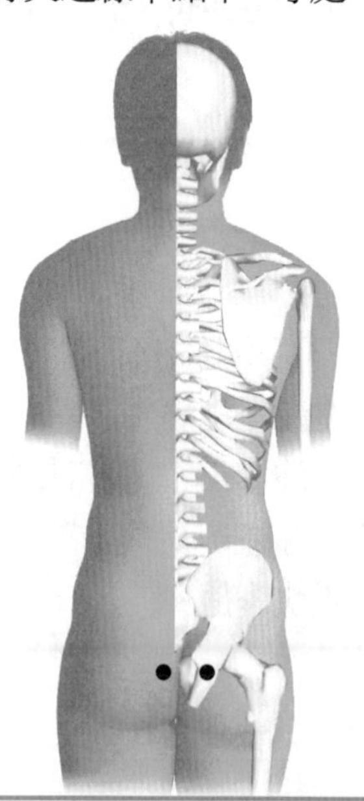

【按摩手法】

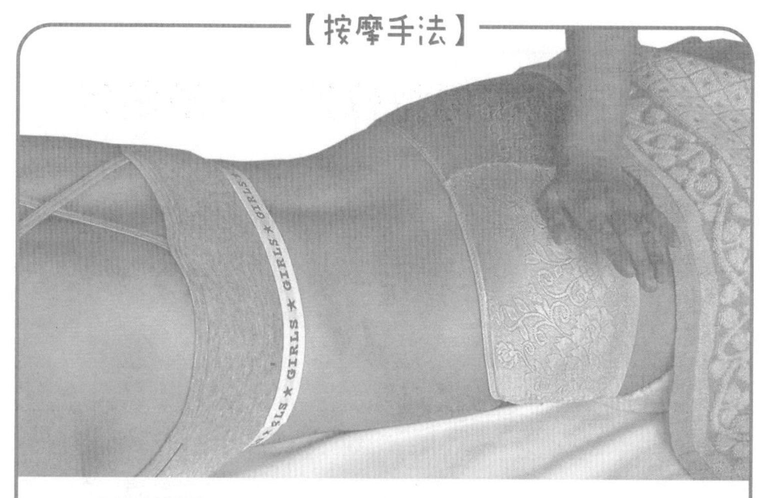

按壓坐骨穴

用掌根置於坐骨穴上稍斜向下用力按壓8～10次。

【經驗談】

診斷坐骨神經痛時，可模仿醫生的「直腿抬高試驗」，即先將「好」腿伸直、抬起，直至不能抬爲止。然後再將患腿伸直、抬起，如抬起不到「好腿」的高度，就感到疼痛，就知道自己已經患了坐骨神經痛。疼痛更加重時會造成「間歇性神經性跛行」，典型的症狀一是跛行，二是行走一段距離便要蹲下或坐下來休息幾分鐘後才能再走。無法正常彎腰，打噴嚏、咳嗽都會疼痛難忍，甚至不能坐。肌力減退、感覺遲鈍、反射失常、下肢酸麻，更嚴重的還會出現麻木及肌肉萎縮等症狀。

手穴也有「坐骨穴」，位於第4、第5掌指關節間，靠近第4掌指關節處。也能治療坐骨神經痛。

40. 腳腕扭傷特效穴——環跳穴

腳腕扭傷多發生在青少年，這是因為青少年喜歡蹦蹦跳跳，如果活動前準備活動不充分，就很容易扭傷。下樓梯、下山、走高低不平的路、跳起後落地時一旦不慎失去平衡，都有可能造成腳腕扭傷。還有穿高跟鞋也是扭傷概率大幅提高的原因。

【標準定位】

環跳穴

位於股外側部，股骨大轉子最高點與骶管裂孔連線的外1/3與中1/3交點處。左右共2穴。

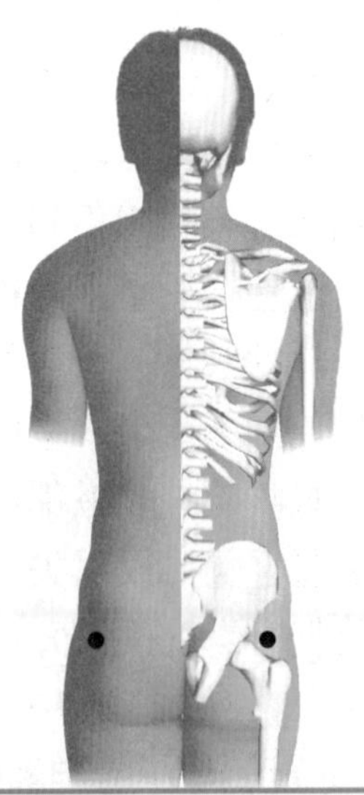

【按摩手法】

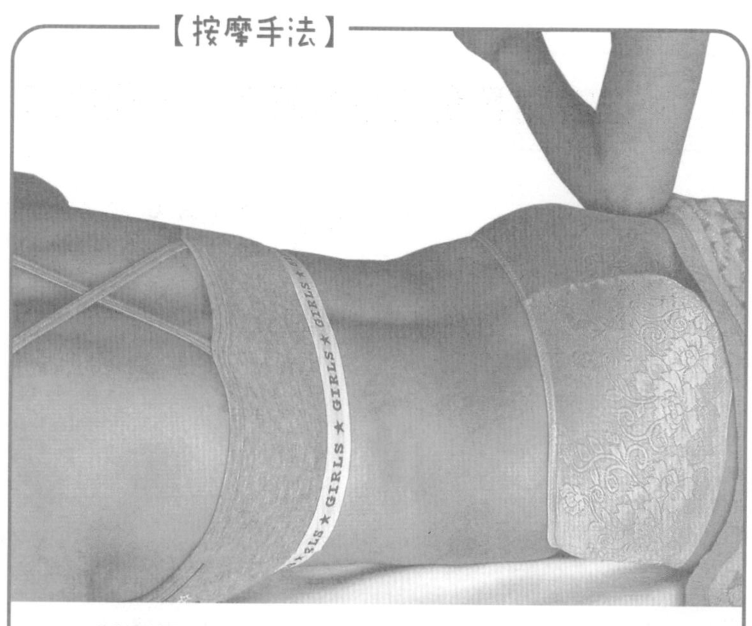

肘運環跳穴

用肘部的尺骨鷹嘴（肘尖）抵住環跳穴，稍用力下壓並揉動，逐漸加大力度，以患者能耐受爲度。反覆壓揉5～10分鐘。壓揉的同時，令患者主動活動腳腕，做前、後、左、右的運動。

【經驗談】

環跳穴屬足少陽膽經，而足少陽膽經「下出外踝之前」（《靈樞・經脈》），腳腕正是膽經的循行範圍。膽經氣血運行通暢，則疼痛減輕，所謂「通則不痛」。壓揉環跳穴時，患者應積極配合，忍受自己能夠忍受的最大刺激量，以達到滿意的療效。腳腕扭傷後越早壓揉環跳穴，療效就越好。超過3天，療效明顯降低。

41. 腰椎後關節紊亂症特效穴——飛揚穴

腰椎後關節紊亂症又稱後關節損害，包括後關節錯位、後關節滑膜嵌頓及後關節炎。常由於脊柱扭傷而發生急性腰椎後關節紊亂，引起腰部劇烈疼痛和功能障礙，也可由於急性期治療不妥而形成慢性腰痛。為臨床多見的一種疾病，是引起腰腿痛的常見原因。

【標準定位】

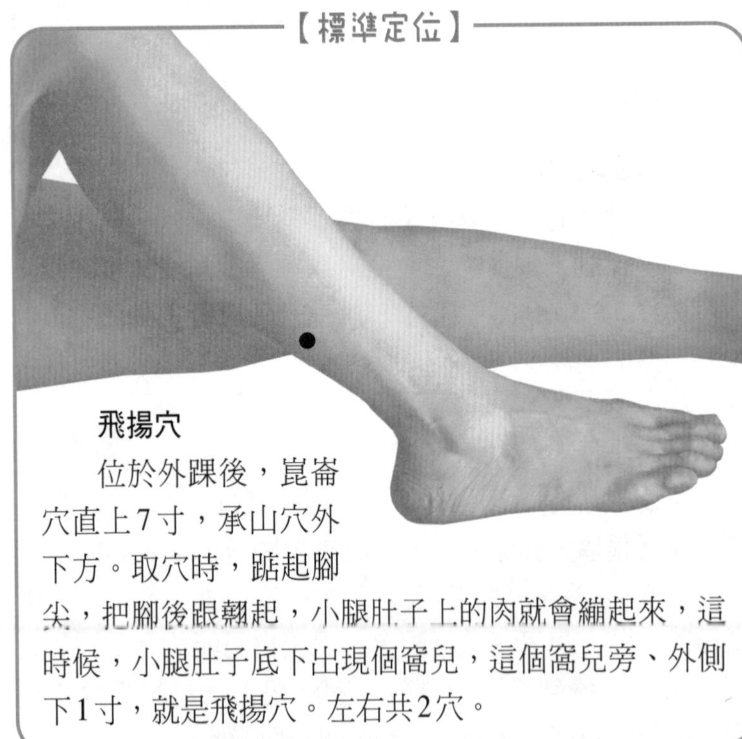

飛揚穴

位於外踝後，崑崙穴直上7寸，承山穴外下方。取穴時，踮起腳尖，把腳後跟翹起，小腿肚子上的肉就會繃起來，這時候，小腿肚子底下出現個窩兒，這個窩兒旁、外側下1寸，就是飛揚穴。左右共2穴。

【按摩手法】

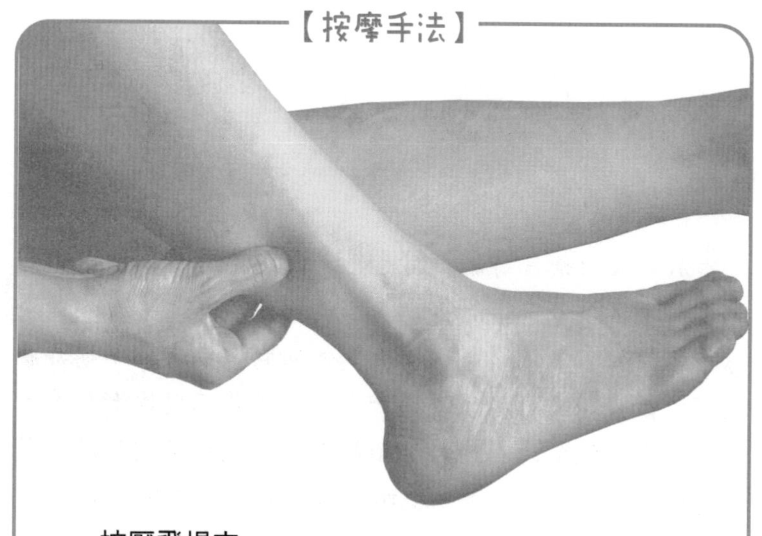

按壓飛揚穴

先將拇指指端按在承山穴上，然後向外下方推移至飛揚穴，反覆推動8～10分鐘。兩側交替進行。

【經驗談】

腰椎後關節紊亂症常發生於青壯年、體力勞動者，男性多於女性，且多有腰部前屈旋轉或扭閃受傷史。傷後腰部立即發生難以忍受的劇痛，疼痛程度遠遠超過一般的急性腰痛。大多在第4～5腰椎和第1骶椎棘突間和椎旁有明顯的壓痛。

飛揚穴爲足太陽膀胱經絡穴。按壓飛揚穴，使腎經、膀胱經的經氣暢通而使腰痛減輕或消失。按壓飛揚穴後，在患者「不知不覺」、腰部完全放鬆的狀態下，立即在患者腰部用力按數下， 有助於微小錯位的糾正。

42. 肩周炎特效穴——照海穴

肩周炎全稱為肩關節周圍炎，由於肩周炎多發於50歲上下的患者，故又有「五十肩」的說法。肩周炎女性多於男性，左側較右側多見，少有雙側同時發病者。早期症狀僅有輕微隱痛或肩關節不適和束縛感，後疼痛逐漸加重，夜間尤甚，睡覺時常因肩部怕壓而不能偏向患側側臥。嚴重時吃飯、穿衣、洗臉、梳頭均感困難，生活不能自理。

【標準定位】

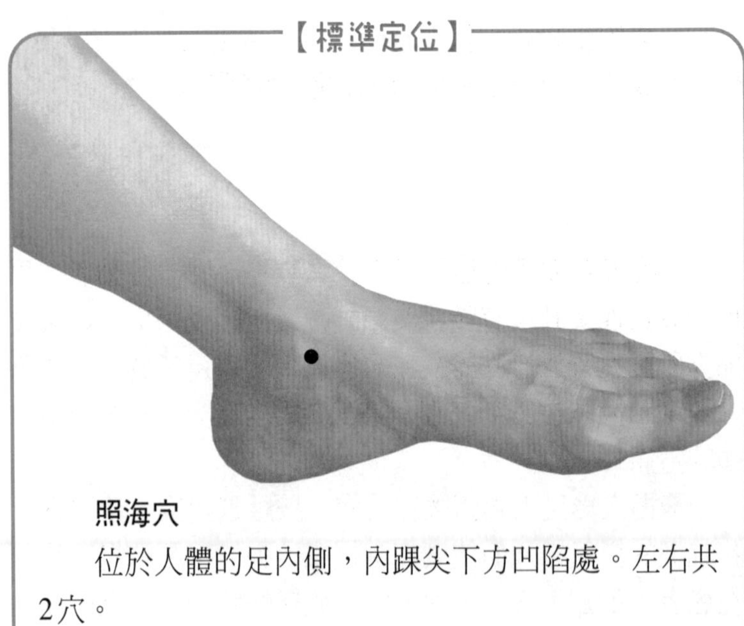

照海穴

位於人體的足內側，內踝尖下方凹陷處。左右共2穴。

【按摩手法】

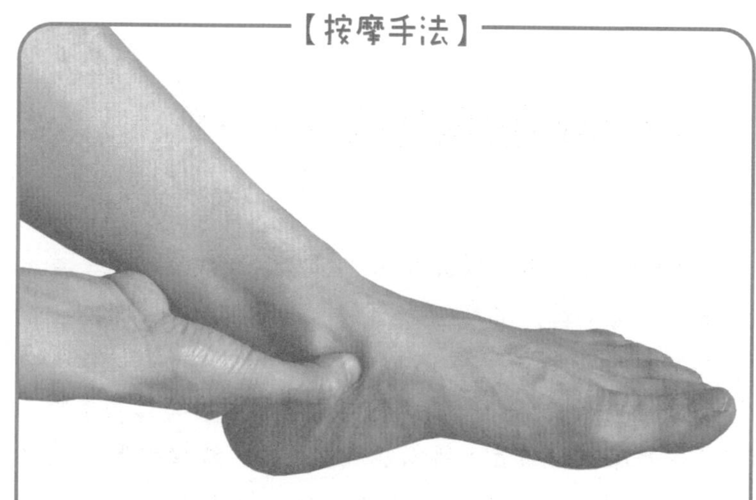

點揉照海穴

用拇指點揉、摩擦照海穴部位5～10分鐘，以局部酸脹及透熱爲度。兩側交替進行。

【經驗談】

照海穴屬腎經，腎爲水火之臟，腎陽的蒸騰氣化作用能內溫臟腑經絡，外拒寒濕賊邪。照海穴又通陰蹻脈。陰蹻脈有調「一身左右之陰陽」的功能，透過腎經和陰蹻脈，鼓動臟腑氣血，溫養筋骨皮肉，迫陰寒外瀉而陽氣得復，疾病乃癒。

部分肺癌患者就診時常主訴肩痛，應仔細檢查，以防漏診。

43. 手腕扭傷特效穴——陽池穴

手腕常常因用力過大或用力不當，或跌跤時用手撐地等導致扭傷。輕微的扭傷，可立即指壓陽池穴。嚴重的扭傷應該立即用好手緊握住扭傷的手腕以作固定，輕輕施壓，以控制血液流入，減少局部的腫脹。同時抬高手腕，以減少靜脈血的回流，所以能減少腫脹，減輕疼痛。有條件者可以用冰袋或用毛巾包住冰塊進行冷敷，24 小時後方可按壓陽池穴。

【標準定位】

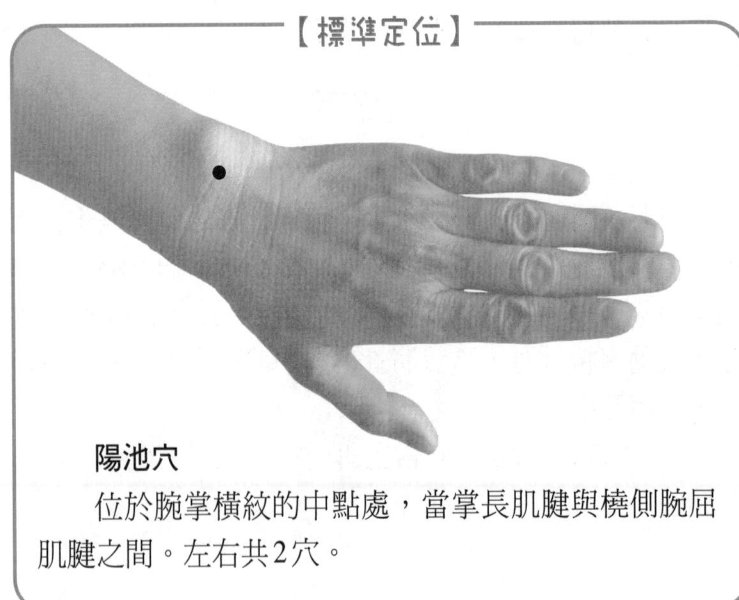

陽池穴

位於腕掌橫紋的中點處，當掌長肌腱與橈側腕屈肌腱之間。左右共2穴。

【按摩手法】

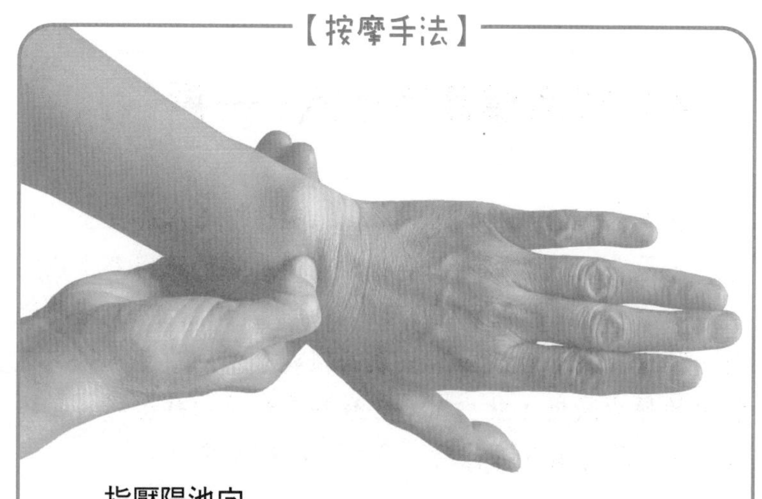

指壓陽池穴

用手掌托住扭傷的手腕，拇指指端輕輕壓在陽池穴上，逐漸用力，下壓10餘秒後放鬆。反覆按壓共10分鐘。兩側交替進行。

【經驗談】

手腕扭傷經按壓陽池穴後1～3天內，一般都可恢復。如果3～5天後，疼痛減輕不明顯或還是很痛，請去正規醫院，以免延誤治療。

陽池穴除了是手腕扭傷的特效穴，對消除手腳冰冷還有獨特的療效。陽池穴屬三焦經，是支配全身血液循環及激素分泌的重要穴位。

按壓陽池穴可激發三焦經的功能，迅速暢通血液循環，將熱能傳達到全身，使手腳暖和起來。

44. 頸肩僵硬特效穴——肩井穴

有資料表明：人的頭顱很重，至少有七八公斤至十公斤。如果長時間處於一個姿勢時，頸肩部的肌肉為了能夠「拉」住前傾的頭顱，肌肉一直處於緊張狀態，時間過長，便會因為局部缺血、缺氧而僵硬。人到中年，肌肉、韌帶的彈力減退，就更容易導致頸肩部位的疲勞而僵硬，從而出現頸部酸脹、僵硬、麻木、疼痛等症狀。

【標準定位】

肩井穴

位於肩上，前直乳頭，當大椎穴與肩峰端連線的中點上。左右共2穴。

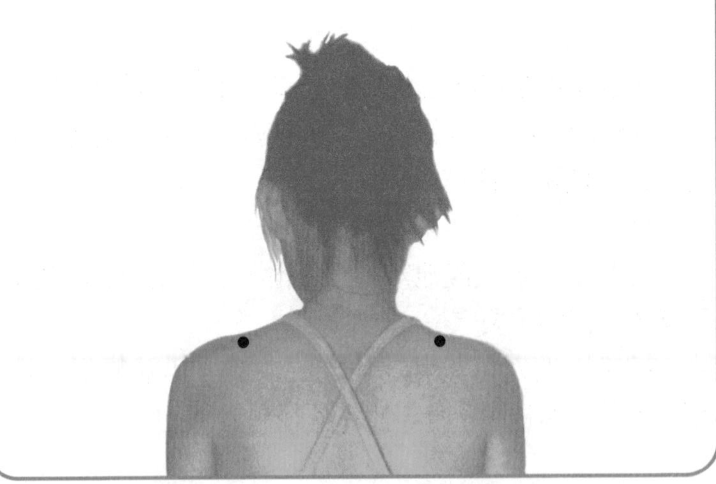

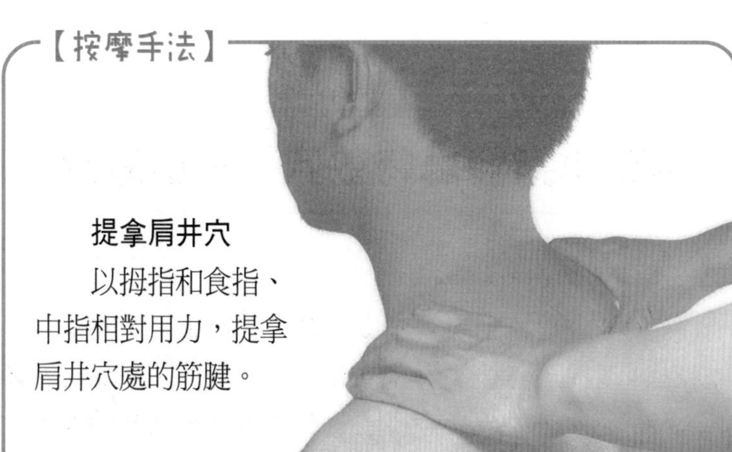

提拿肩井穴

以拇指和食指、中指相對用力，提拿肩井穴處的筋腱。

【經驗談】

提拿肩井穴可緩解頸肩僵硬，對於肩周炎也有很好的作用。

對於頸椎病、落枕、肩關節周圍炎等病引起的頸肩肌肉痙攣、項背強痛、肩臂疼痛、上肢活動不利等，以肩井穴最為特效。

歷代醫家都視肩井穴爲氣血流通之處。考無論何種功法，練功時皆強調「雙足分開，與肩同寬」，使肩部的肩井穴對準足底的湧泉穴，其寓意謂肩井穴爲井口，而足底的湧泉穴爲泉水，井口與泉水相對，則暢通無阻也。

自己給自己按摩時，不便提拿，可以採用變通的方法，手握空拳，敲打肩井穴，也有不錯的效果。

女性患者懷孕時不能按揉其肩井穴，以免造成流產、早產。

45. 小指發麻特效穴——小海穴

引起小指發麻的原因很多，最常見的是尺神經受壓和尺神經炎。尺神經受壓大多在休息、睡眠時，手臂枕在頭下，時間過久而造成的。小海穴的深層解剖為尺神經溝，有尺神經通過，有時候肘部不慎碰到桌角，會突然麻得厲害，這就是碰到了尺神經。碰到的部位就是小海穴的所在。

【標準定位】

小海穴

位於肘內側，當尺骨鷹嘴與肱骨內上髁之間凹陷處。左右共2穴。

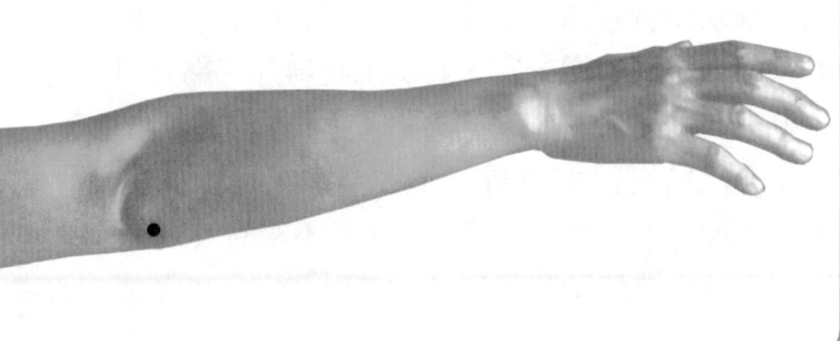

【按摩手法】

揉撥小海穴

先用中指按揉小海穴約1分鐘，再撥動小海穴，使麻感傳到小指。如此反覆4～5次即可。兩側交替進行。

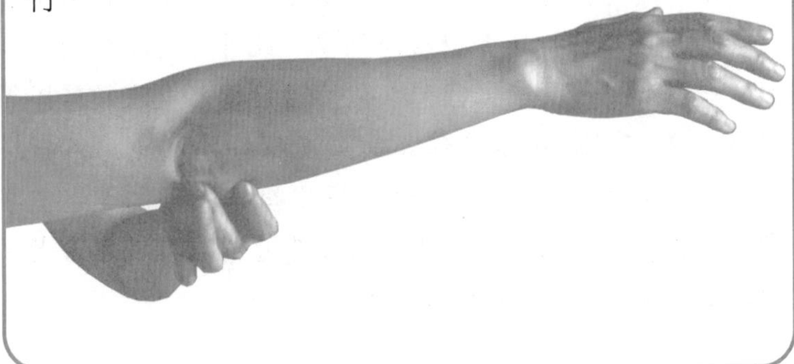

【經驗談】

手指麻木不可小視，雖然只是個小小的症狀，但卻反映出身體內部的病變。元代名醫羅天益在其所撰《衛生寶鑒・中風門》中提出警告：「凡人初覺大指次指麻木不仁或不用者，三年內有中風之疾也。」清代康熙年間上海四大著名醫家之一李用粹在《證治匯補・預防中風》中還提出了預防方法。說：「平人手指麻木，不時暈眩，乃中風先兆，須預防之，宜慎起居，節飲食，遠房幃，調情志。」

有報導說，刺激小海穴可使腸道的迷走神經過敏現象減輕，所以可用來輔助治療過敏性結腸炎，可以一試。

46. 皮膚搔癢症特效穴——止癢穴

皮膚搔癢症是一種僅有皮膚搔癢而無原發皮損的皮膚病。搔癢呈陣發性，尤以夜間為重。此外，尚有燒灼、蟲爬及蟻行等感覺。感情衝動、環境溫度變化及衣服摩擦等刺激，都可引起搔癢發作或加重皮膚搔癢。由於不斷搔抓，出現抓痕、血痂、色素沉著及苔蘚樣變化等繼發損害。據調查，60歲以上的老年人皮膚搔癢症發病率占老年總人口的10%，特別好發於冬季。

【標準定位】

止癢穴

端坐，從肩膀凹窪以垂直線而下，與乳頭的水平線相交處取穴。左右共2穴。

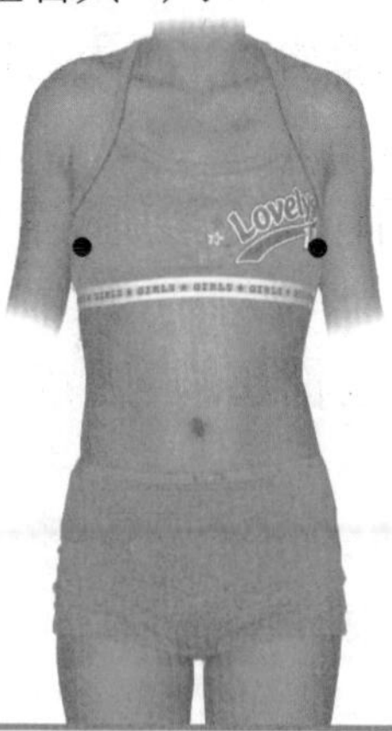

【按摩手法】

指揉止癢穴

用中指置於止癢穴上揉動5～10分鐘。兩側交替進行。

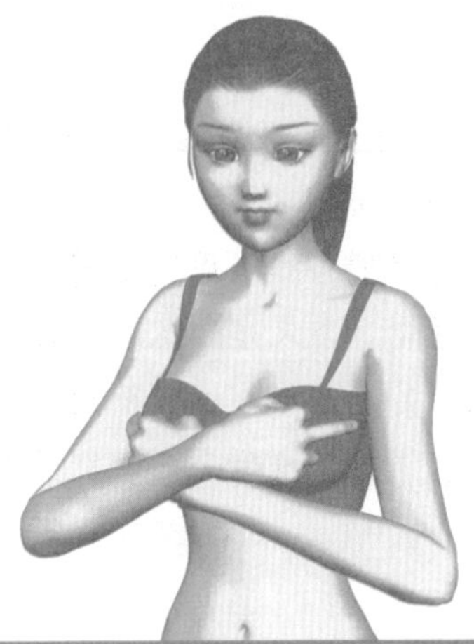

【經驗談】

因爲老年人的皮脂腺、汗腺萎縮，皮膚變薄乾燥，缺乏皮脂潤滑，冬季氣候寒冷、乾燥，因此特別容易誘發搔癢。特別嚴重的即使是夏天也會患皮膚搔癢症。

搔癢發作時，切忌搔抓及熱水燙洗，雖一時之快，但會加重和惡化皮膚的浸潤炎症，使皮膚毛細血管更加擴張，糜爛滲出加重，造成惡性循環。

在這裡我提醒大家，脂肪不僅能產生熱量幫助人們抵禦寒冷，並能使皮膚得到滋潤而預防和避免皮膚搔癢症的發生。老年人大多十分重視自己的飲食，不過，過於講究清淡，脂肪攝入不足，對身體並沒有好處，也容易發生皮膚搔癢症，因此，我呼籲老年人不要與脂肪絕緣！

47. 肛周瘙癢症特效穴——長強穴

肛管、肛門周圍皮膚及會陰部發癢的症狀叫肛周瘙癢症，多見於20～40歲的青中年。

肛周瘙癢初起僅限於肛門周圍皮膚瘙癢，有時刺痛或灼痛，有時如蟲行蟻走，令人坐臥不安。由於搔抓可使皮膚潰爛、滲出、結痂，長期不癒，導致肛周皮膚增厚、皺襞肥厚粗糙呈放射狀褶紋、苔蘚樣變、色素沉著或色素脫失。

【標準定位】

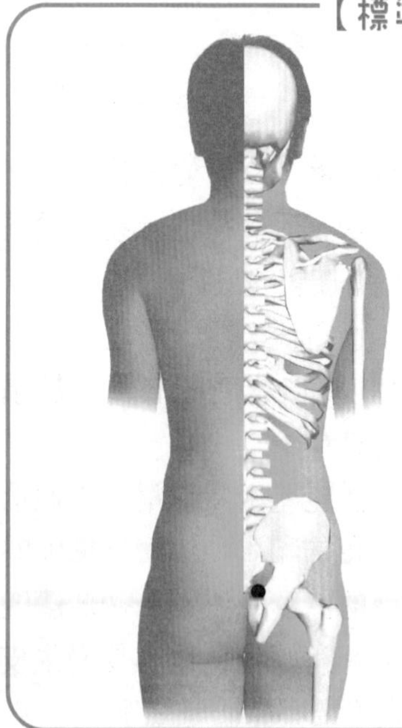

長強穴

位於人體的尾骨端下，當尾骨端與肛門連線的中點處。

【按摩手法】

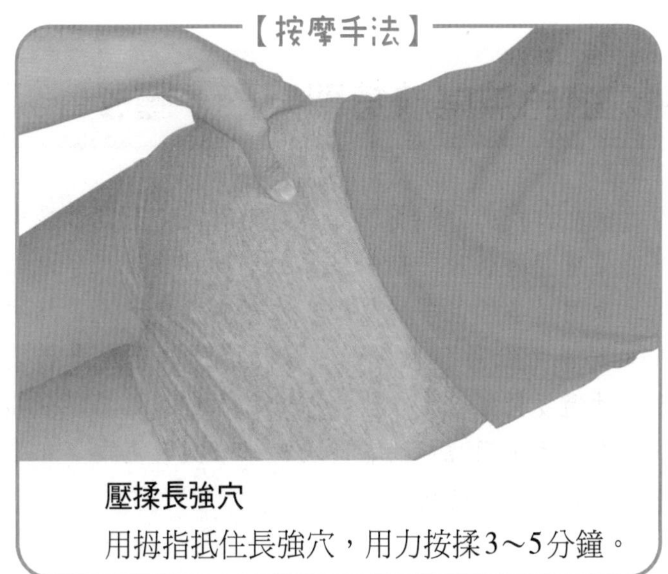

壓揉長強穴

用拇指抵住長強穴，用力按揉3～5分鐘。

【經驗談】

引起肛周瘙癢的原因很多，常見的有肛周濕疹、肛裂、肛漏、痔瘡、蟯蟲等。

長強穴位於尾骨尖端和肛門之間的中心點，穴屬督脈，位近肛門，所謂「經脈所過，主治所及」。

長強穴的起名頗有深意，長：循環無端；強：健行不息。古人修煉氣功，小周天即是打通任督二脈，以意導氣，起自督脈尾閭，循脊骨，上百會，下齦交，接任脈，下行循胸至臍腹，抵會陰復合於督脈，氣如此升降輪迴，循環不止，故名長強。

督脈為陽脈之總綱，為十四經脈之首，而長強穴（尾椎底部）為全身諸穴之首。按摩長強穴可以疏通經絡，改善肛門血液循環，達到止癢的效果。

48. 眼角魚尾紋特效穴——瞳子髎穴

皺紋是由於皮脂腺萎縮，皮下脂肪減少及彈性纖維斷裂，使皮膚變得乾燥、粗糙而產生的一種生理現象。皺紋產生的原因很多，某些慢性消耗性疾病，如肝炎、結核、腎炎、胃腸功能紊亂、貧血等，還有情緒過度憂鬱、悲哀、精神過度緊張、疲勞等，都會使人體經絡功能受損，導致皮膚產生不同程度的營養失調，以致喪失皮膚正常的功能和活力而出現皺紋。

【標準定位】

瞳子髎穴

位於面部，目外眥旁，當眶外側緣處。左右共2穴。

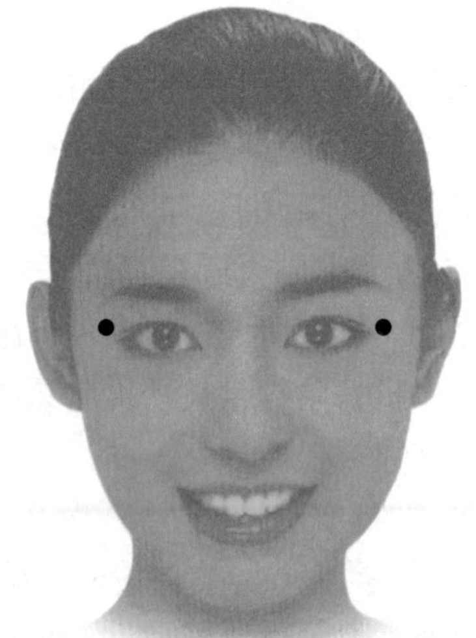

【按摩手法】

按抹瞳子髎穴

用食指指腹輕按瞳子髎穴，按壓數秒後緩慢抹向眼角外方。反覆5～6分鐘。

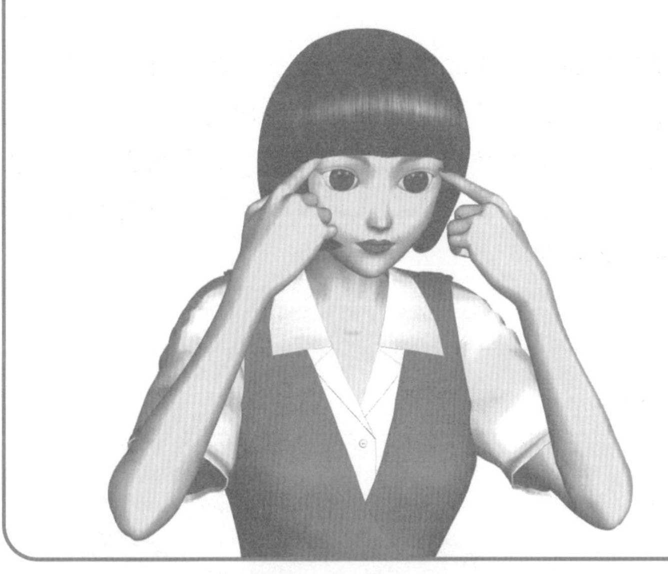

【經驗談】

據醫學美容專家從汗腺蒸發、細胞生長、血液供應、彈性測驗等方面進行的實驗研究，得出結論：50歲的人，皮膚應該還是光滑柔潤的。如果保護得當，甚至到70歲皮膚仍然可以保持潔白細膩。過早出現面部皺紋是因爲已經產生了皮膚營養不良，應儘快改善皮膚營養，恢復皮膚彈性，從而消除皺紋。

按抹前先將雙手搓熱，然後迅速按在穴位上進行按抹，更能有效地消除眼皮水腫及眼角的皺紋。

49. 黑眼圈特效穴——四白穴

黑眼圈的形成與睡眠不足、疲勞過度、過用目力引起眼瞼皮下組織的血管擴張充血、靜脈回流不暢所致。如長期眼圈青黑，可能與內分泌代謝障礙、腎上腺皮質功能紊亂、心血管病變、腎炎和微循環障礙、慢性消耗性疾病、婦科疾病等有關。

【標準定位】

四白穴

位於人體面部，瞳孔直下，當眶下孔凹陷處。左右共2穴。

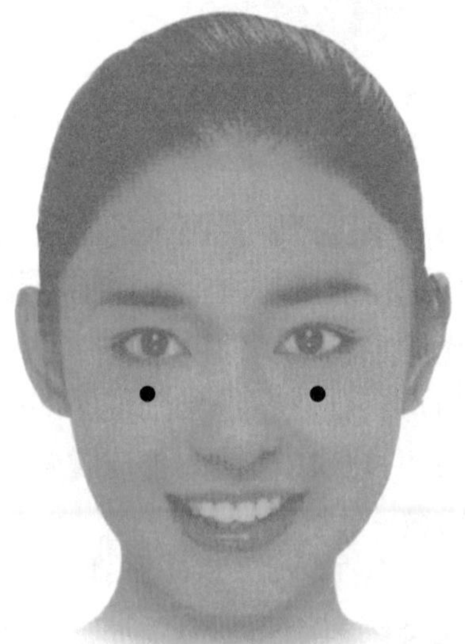

【按摩手法】

指揉四白穴

將雙手食指指端置於左右四白穴上，先按順時針方向小幅度按揉50～60圈，再按逆時針方向按揉50～60圈，反覆循環按揉3遍即可。

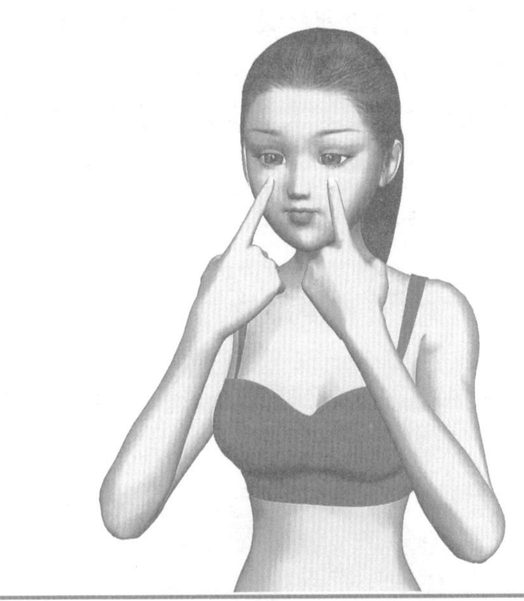

【經驗談】

選取四白穴時，有個簡易的取穴法可供參考：先將雙手的食指和中指併攏，放在緊靠鼻子的兩側處，中指尖位於鼻子中部即鼻子1/2的位置上，拇指支撐在下頜骨的凹陷處，然後鬆開中指，食指尖所指的地方就是四白穴。拇指支撐在下頜骨的凹陷處後，可以將肘部支撐在桌面，這樣既穩固，又省力。

50. 老花眼特效穴——眼點穴

老花眼醫學上稱為老視，是由於晶狀體硬化，彈性減弱，睫狀肌收縮能力降低而致調節減退，近點遠移，故發生近距離視物困難。最直接表現為近距離閱讀視力模糊，伴有眼睛容易疲勞、酸脹、多淚、畏光、乾澀及前額痛等症狀。老花眼多發生在45歲以後。

【標準定位】

眼點穴

位於人體的頸部，在後頸凹約2公分處。左右共2穴。

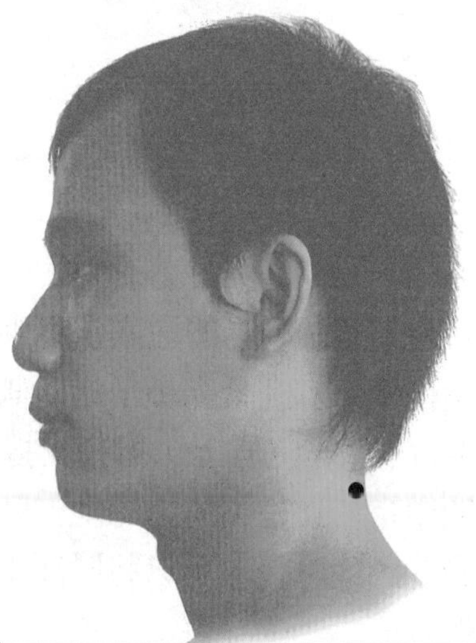

【按摩手法】

按揉眼點穴

將拇指指腹置於眼點穴上，先輕揉2分鐘，再用拇指指端點按3分鐘。

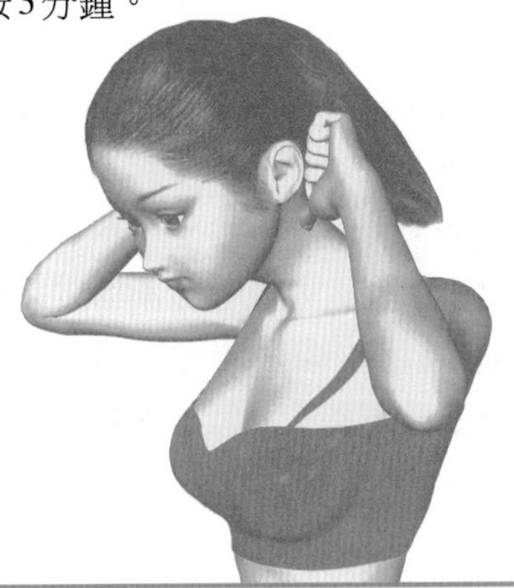

【經驗談】

老花的度數隨著年齡的增長而增加，一般是每5年加深50度。大多數無近視、遠視的人，45歲時老花度數通常爲100度，55歲爲200度，到了60歲左右，度數爲250～300度，此後老花度數一般不再加深。

手穴也有眼點穴，穴名相同，位於雙手掌小指指根橫紋線上。兩穴都能延緩視力老化。頸部的眼點穴治療範圍較廣，除老花眼外，對眼瞼跳動、頸部扭筋（落枕）、腦出血後的復原都非常有效。手穴的眼點穴對急性結膜炎、急性角膜炎、麥粒腫、霰粒腫、青光眼等所致的眼痛效果堪佳，且自我操作方便，用指甲下切或用牙籤的銳利尖頭輕輕紮刺均可，不必求人。

51. 老年性白內障特效穴——健明5穴

老年人的晶狀體混濁，稱為老年性白內障。白內障最大的危害就是損害視力。老年性白內障大多發生於50歲以上的人。白內障有很多種類型，老年性白內障約占了半數以上。女性多於男性。雙眼常一先一後發病。晶狀體的混濁多開始於皮質淺層，一部分可先圍繞著核發生，晶狀體完全混濁需要數月或數年，也可停止於任何時期。

【標準定位】

健明5穴

位於背部第9胸椎棘突左右各旁開1.5寸處，左右共2穴。

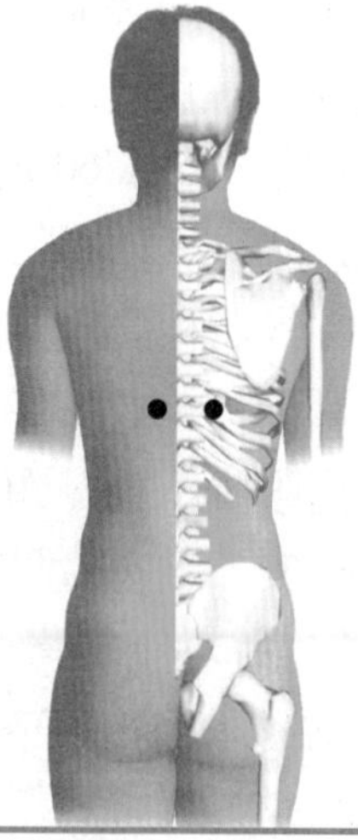

【按摩手法】

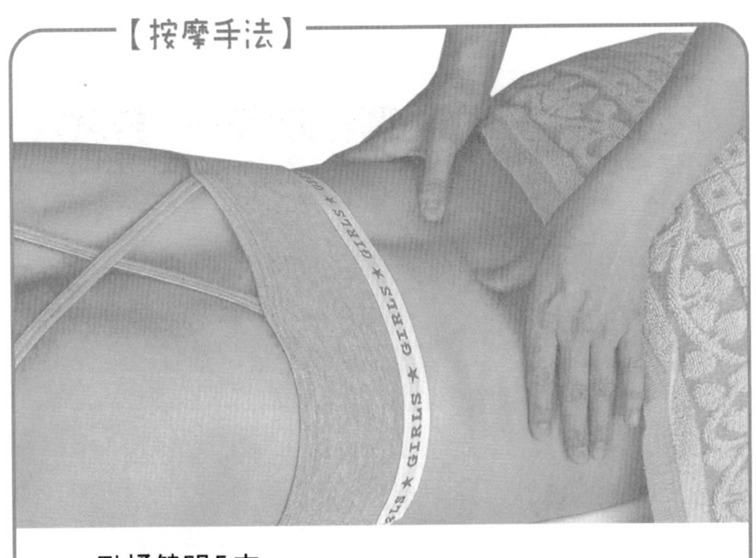

點揉健明5穴

用拇指以360°逆時針點揉健明5穴50～60次。

【經驗談】

有資料報導，在65～74歲的人群中有50%～70%的人患有不同程度的白內障，而75歲以上的人群中大約有90%患有白內障。研究人員還發現，褐色眼球的人更容易患白內障，所以「外國人」比中國人更容易患白內障。

穴位按摩並不能使已經混濁的晶狀體恢復透明，但是透過按摩，可加速眼部血液循環，增加房水中的免疫因子，提高眼球自身免疫力，從而延緩晶狀體混濁的發展。因此，一旦發現患有白內障，應儘早按摩，以延緩和阻止病情的發展。如已進入成熟期，應不失時機地進行手術。

52. 復發性口腔潰瘍特效穴——勞宮穴

復發性口腔潰瘍的發病過程一般在最初的24小時內，只有輕微的刺痛或灼痛。第2～3天，在患處出現紅色斑疹或丘疹，其上皮由腐蝕進而在病灶中央形成潰瘍，並逐漸向外擴大，疼痛也隨之加劇。第5～7天，潰瘍表面逐漸由纖維性腐痂所覆蓋，疼痛稍有減輕，潰瘍逐漸癒合，紅斑開始消退，黏膜表面慢慢恢復原有的光滑。

【標準定位】

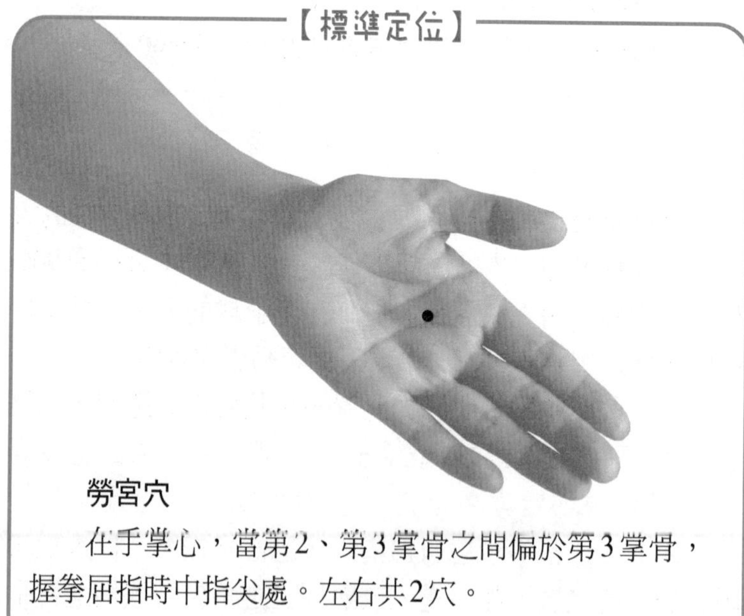

勞宮穴

在手掌心，當第2、第3掌骨之間偏於第3掌骨，握拳屈指時中指尖處。左右共2穴。

【按摩手法】

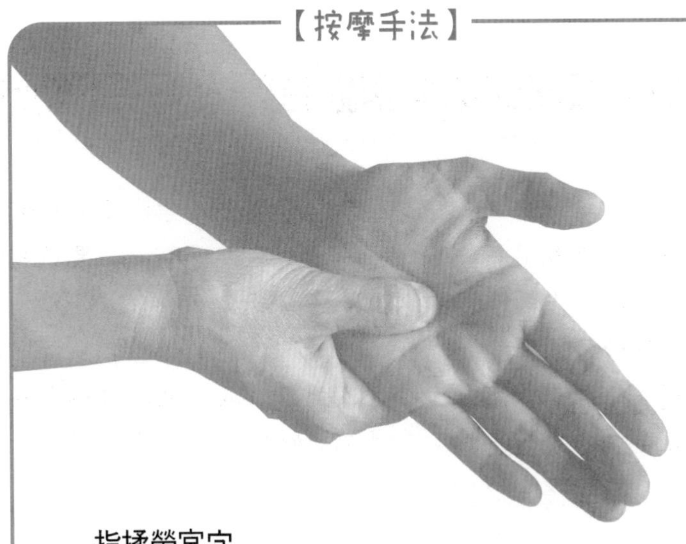

指揉勞宮穴

用拇指指端按揉對側勞宮穴5～20分鐘。兩手交替進行。

【經驗談】

中醫認爲：腎陰虧虛，虛火上炎是復發性口腔潰瘍發作的主要原因，陰虛體質的人容易反覆發作。

勞宮穴是人體與外界相通的三大穴之一，百會穴通天、湧泉穴通地，勞宮穴則是可由人體主控的出入氣穴。中醫養生法中「鳴天鼓」就是用勞宮穴緊貼耳孔，耳孔是腎之外竅，勞宮穴屬心包經，「代心行事」，以此達到心腎相交的巧妙做法。此外，用手心搓腳心也是養生家推薦的常用方法。實際上也是蘊涵了心腎相交的奧妙。當然，用手心拍打腳心，則是一個小小的變通而已。

53. 顳下頜關節功能紊亂特效穴——下關穴

顳下頜關節與咀嚼肌群、韌帶、頜骨及牙齒咬合關係較為密切，互相協調方能行使正常的生理功能。如果功能失調或結構發生改變，即可出現顳下頜關節紊亂綜合徵。

顳下頜關節紊亂時，關節酸脹、疼痛、彈響和活動受限，還伴有顳部疼痛及頭暈、耳鳴等症狀。本病好發青壯年，20～30歲女性患病率高，多單側發病。

【標準定位】

下關穴

位於面部耳前方，當顴弓與下頜切跡所形成的凹陷中。取穴時閉口，由耳屏向前循摸有一高骨，其下有一凹陷（張口時則該凹陷閉合突起）即是下關穴。左右共2穴。

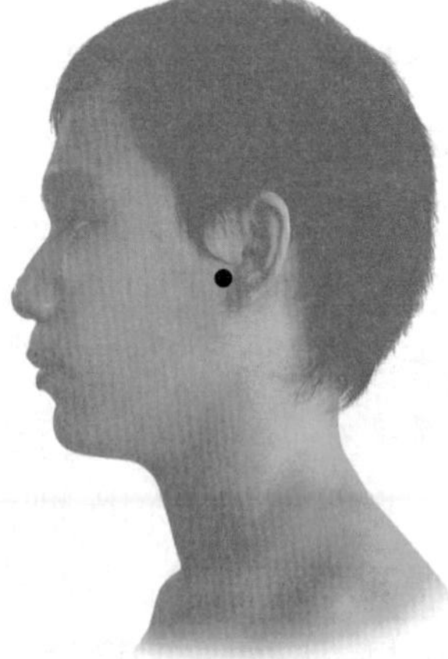

【按摩手法】

點揉下關穴

用中指指端或拇指指端按揉下關穴5～10分鐘，以局部酸脹爲度。

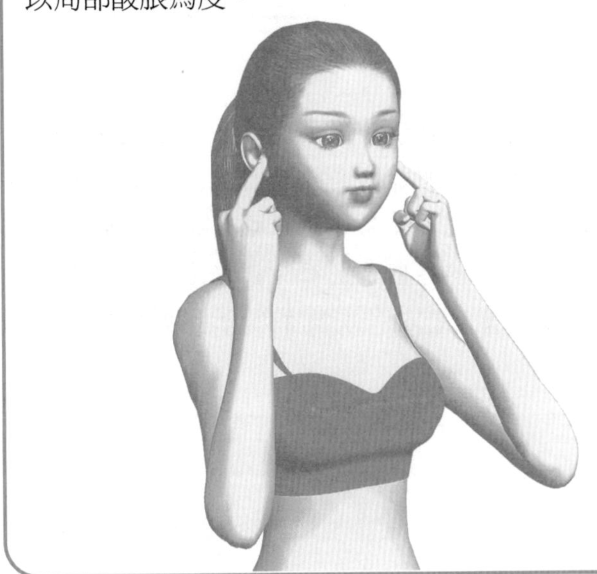

【經驗談】

中醫認爲受寒是最主要的誘發因素。原因是風寒侵入肌表，上竄牙關，致使筋脈拘緊，絡脈不通，氣血凝滯而出現顳下頜關節酸痛牽強、張口受限等症狀。

下關穴具有消腫止痛、聰耳通絡、疏風清熱、通關利竅的功效，是治療顳下頜關節紊亂的特效穴位。醫學專家由下關穴的局部解剖學及神經元分佈的定位研究，爲下關穴治療顳下頜關節功能紊亂的機制研究提供了形態學基礎。

54. 慢性咽炎特效穴——太谿穴

慢性咽炎是指咽部黏膜的慢性炎症。主要症狀為咽部不適，有乾癢、疼痛、咽部有分泌物黏著感，因此患者試圖清除分泌物，不停地清嗓而發出「咯、咯」的聲音。講話容易疲勞、沙啞，或於刷牙漱口、講話多時感覺噁心，或出現語音低微，甚至音啞，有時午後會出現低熱。

【標準定位】

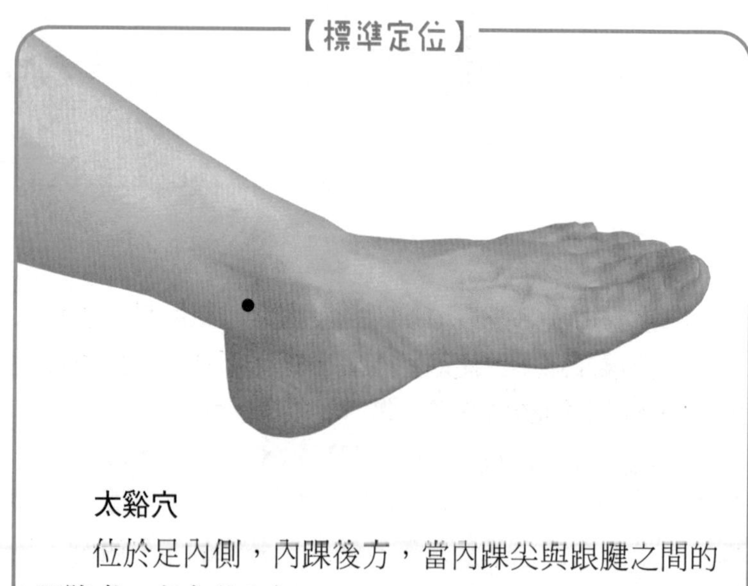

太谿穴

位於足內側，內踝後方，當內踝尖與跟腱之間的凹陷處。左右共2穴。

【按摩手法】

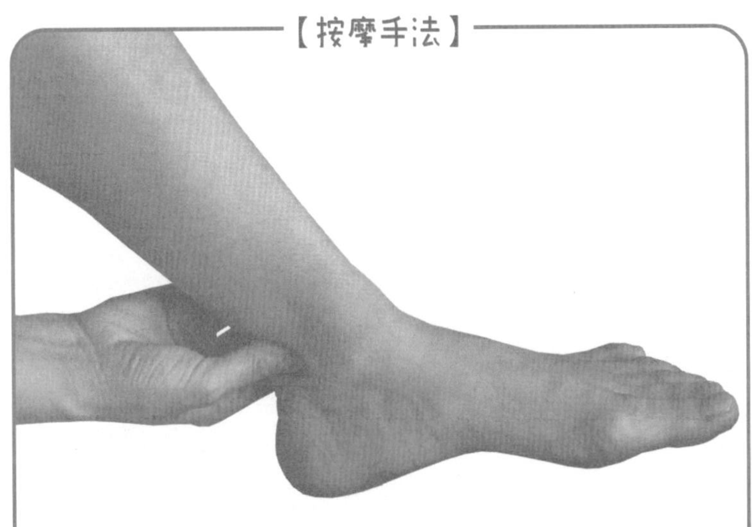

按揉太谿穴

用對側手的拇指按揉，也可以使用按摩棒或光滑的木棒按揉，注意力量柔和，以感覺酸脹爲度，不可力量過大以免傷及皮膚。兩側交替進行。

【經驗談】

太谿穴屬足少陰腎經，是腎經經氣起始和發動的地方。腎爲先天之本，腎藏精，精化氣，是人體十二經脈之根本，古代又稱其爲「回陽九穴之一」，既補腎陰，又溫腎陽，因此太谿穴被稱爲「慢性腎病的良藥」。

按揉太谿穴後，用拇指、食指、中指輕輕按揉咽喉部兩側1～2分鐘，再用拇指、食指捏揪咽喉部皮膚1～2分鐘，以局部發紅、咽喉發熱爲佳，將會痊癒得更快。

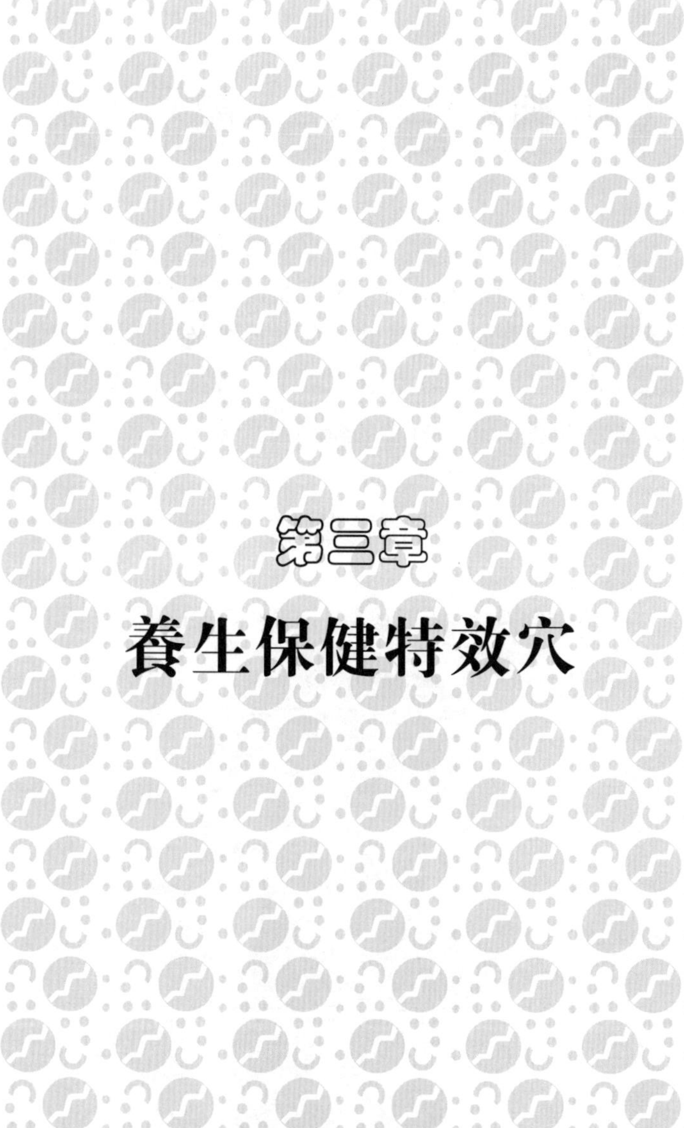

第三章

養生保健特效穴

1. 補虛特效穴——關元穴

「虛」是指體質虛弱，按照中醫的觀點「虛則補之」，故補虛成為中醫的一大治法。先天稟賦不足所致的「虛」，主要在於腎虛；後天疾病、調養不當所致的「虛」，主要在於脾虛。有道是「脾為後天之本」，「脾運化水濕」，吸收水穀精微，使先天之本的腎不斷得到充養。

【標準定位】

關元穴

位於下腹部前正中線上，當臍下3寸處。

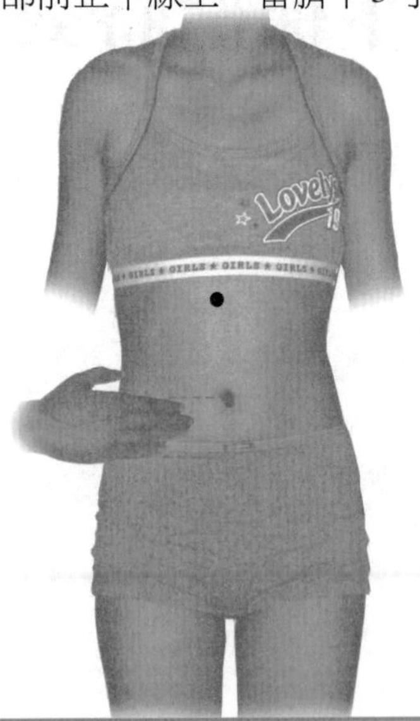

【按摩手法】

掌揉關元穴

兩手掌相貼，用力快速搓動，當手掌極熱時，雙手相疊，迅速覆蓋於關元穴上，做順時針揉動約10分鐘。

【經驗談】

關元穴位於下腹中央，又稱之為「丹田」。人體的強弱、生死存亡，全賴丹田元氣之盛衰。人的元氣發源於腎，藏於丹田，借三焦之道，周流全身，以推動五臟六腑的功能活動。藏於丹田的元氣充實、旺盛，則五臟功能協調而諸虛得補，體質就會逐漸強壯起來。

關元穴爲男子藏精之所，女子受胎之地，人的性命由此產生、發育、成長，故又名生門、胞門，具有補腎壯陽、調理沖任、理氣和血、強身健體等作用。凡先天不足、久病體虛以及一切虛勞冷憊、羸瘦無力等元氣虛損的病症，關元穴堪當重任。由「虛」而引起的久瀉、脫肛、疝氣、便血、遺精、陽痿、早洩、月經不調、痛經、子宮脫垂、功能性子宮出血、外陰瘙癢等病，關元穴均應首選。

2. 手腳冰涼特效穴—氣海穴

常常有一些人，一到冬天，就勾頭縮頸、手腳冰冷；有一些人，只要秋風一起，就覺得涼意颼颼，打不起精神來。還有一些人，甚至在最炎熱的三伏天，手腳都不暖和。上醫院檢查一下吧，「完全正常」。這到底是怎麼一回事兒呢？

「氣海」之名，即知本穴為「氣」之匯聚之所。而人身之氣息升降皆為氣海之所能。

【標準定位】

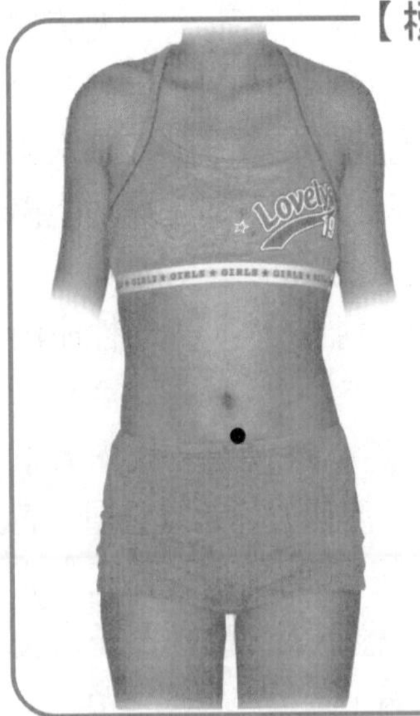

氣海穴

位於下腹部，前正中線上，當臍下1.5寸處。

【按摩手法】

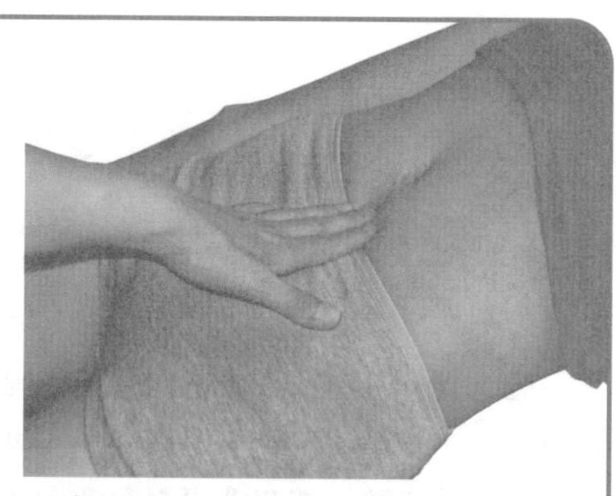

按摩氣海穴

用中指指端按於氣海穴上，緩慢而有力地按順時針及逆時針方向反覆交替揉動10分鐘。

【經驗談】

中醫所謂「氣主煦之」，煦，是「溫煦」，人體的「氣」充足，自然熱量充足，手腳也就暖和了。相反，如果人體的「氣」不足，溫暖的血液不能流動到四肢百骸，處於最遠端的手和腳就更得不到氣血的「溫煦」作用而手腳冰涼了。

人身之氣匯聚於下腹之處爲「氣海」，氣海「與肺氣息息相關，當腹部統氣之根本。苟氣海處不作吸引，則中氣不能達於臍下」。如此看來，氣海又為人體氣機升降之樞紐。

所謂「氣爲血之帥」、「氣行則血行」，氣機左右旁達，上下升降，能助全身百脈之溝通，氣之所至，血乃通之，故手腳溫暖而無手腳冰冷之虞。思前人有「氣海一穴暖全身」之說，誠不虛也！

3. 去除睡意特效穴——上星穴

睡意是一種想立即睡眠的感覺。睡意有時來得突然，有時纏綿而不肯離去。使人頭腦昏昏，無法思維，工作、學習時如果睡意來襲，不用非常刺激的方法不足以驅趕睡意。

【標準定位】

上星穴

位於人體的頭部，當前髮際正中直上1寸處。

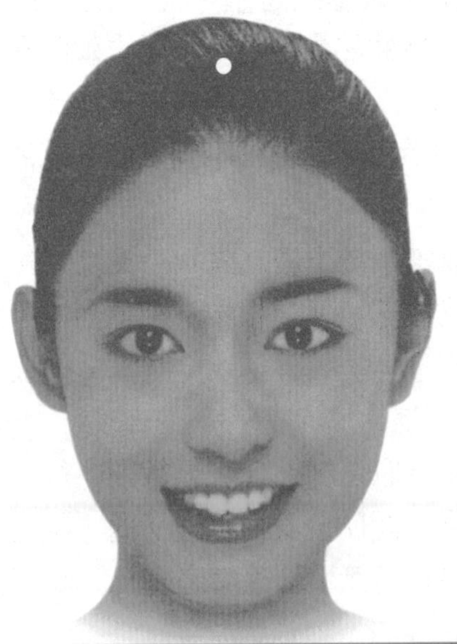

【按摩手法】

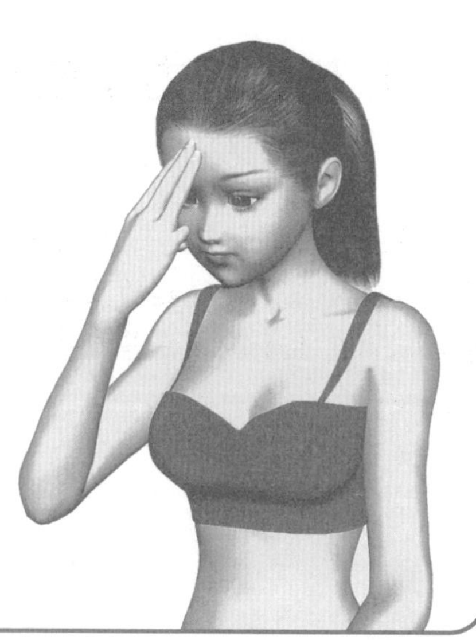

上推上星穴

食指、中指、無名指併攏，緊貼於前髮際，向上緩慢推進至上星穴，反覆上推5～6分鐘。

【經驗談】

如果說頭懸樑、錐刺股只是驅趕睡意的土方法，那麼現代驅趕睡意的方法利用了十分高端的科學技術。例如，日本已開發出防止司機打瞌睡的系統，它由貼在方向盤上的紙狀心跳感應器來檢測司機是否打瞌睡，並且能在睡意來臨前15分鐘發出警告。此外，還研發出由眨眼頻率和車體搖晃頻率來監測司機是否打瞌睡的系統。

穴名解曰：「人當審思之際，多先反目上視。俾意與腦合，而後慮之能得。閉目凝神，迴光返照，則往事如見，喻猶黑夜之有明燈也。穴在頭上，因名『上星』。」

升清降濁、清利頭目、醒神開竅為上星穴之所長。神清則睡意不復來襲。

4. 加強腕力特效穴——大陵穴

隨著年齡的增加，手腕的力量會隨之有不同程度的減退。表現為原來提得起的東西，現在提不起、提取重物時常常容易產生手腕疼痛甚至手腕扭傷、雙手懸空時不能很好地控制手的平衡等。

大陵穴有舒筋活絡、行血散滯和養筋補虛的功效。

【標準定位】

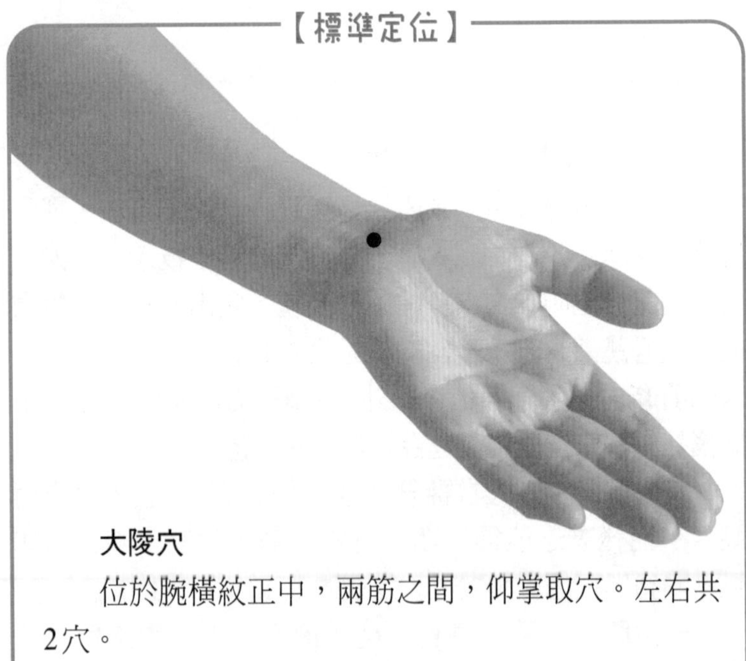

大陵穴

位於腕橫紋正中，兩筋之間，仰掌取穴。左右共2穴。

【按摩手法】

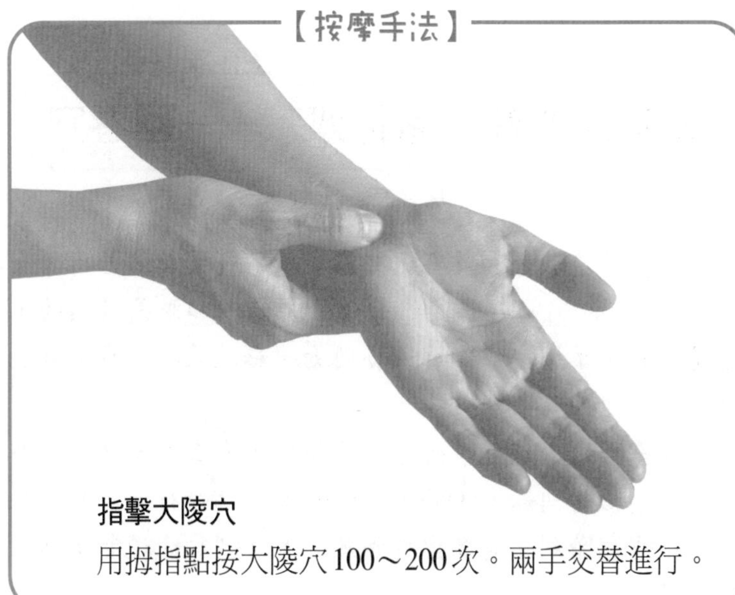

指擊大陵穴

用拇指點按大陵穴100～200次。兩手交替進行。

【經驗談】

在「回春醫療保健操」中，有個「七敲動作」，第一個敲的動作就是「敲大陵穴」。方法是兩手握空拳，拳心相對，對準兩手腕橫紋的正中兩筋之間的大陵穴，對敲32次。

大陵穴自古以來善治精神方面的疾病。大陵又名「鬼心」，爲古代開竅化痰、醒腦清神、寧心益志的「十三鬼穴」之一。但是大陵穴除了具有鎮驚安神、清心通絡的功能之外，還具有理氣止痛、舒筋活絡、祛風止痹的作用。老年人容易出現雙手顫抖、拿不住東西的現象，平時多用手指敲擊大陵穴，不僅可以加強腕力，而且還能刺激大腦活動而延緩衰老。

5. 提高女性性慾特效穴——回春穴

女性性慾低者為數不少，據多項調查統計，占已婚女性的26%～30%。性慾太低導致性生活不和諧是必然的，也是乳腺小葉增生的重要誘發因素，患乳腺癌的危險性也隨之大大增加。

據美國的生殖醫學研究結果發現，有三類女性更容易出現性慾低的問題：①停經後的婦女。②性行為少且在性交中很少體驗到性高潮與性滿足的人。③接受過卵巢切除手術的人。

【標準定位】

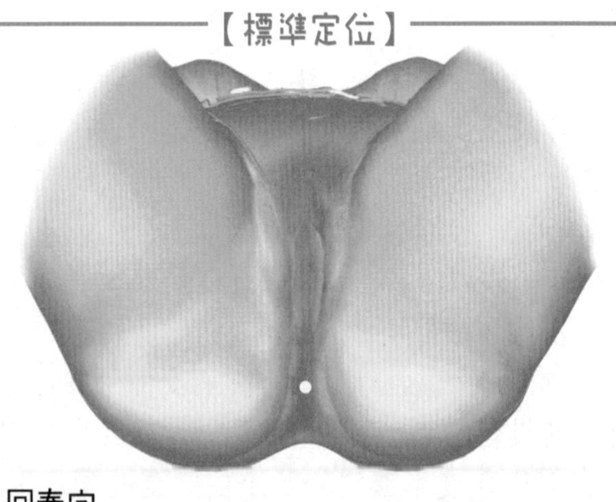

回春穴

在會陰部，當大陰唇後聯合與肛門連線的中點。

【按摩手法】

四指併攏，先輕柔地撫摸穴位四周部位，待出現「感應」後逐漸加大撫摸力度，最後用中指指端或食指指端按壓穴位中心。

按壓數次後再對周圍部位反覆撫摸，再按壓穴位，如此反覆10餘分鐘或直至「感覺」良好爲止。

【經驗談】

「春」爲「兩性相求的慾望」，穴名「回春」，直截了當地道出了穴位的特別效果。回春穴又名會陰穴，爲陰部氣血交會之所。因位於人體私密部位，一般都自我進行。不過，有關性學方面的研究表明，異性按摩更能有效地激發性慾，因此，經常由丈夫爲妻子按壓和撫摩回春穴，能有效地提高妻子的性慾。

也可以夫妻雙方互相按摩回春穴，不僅能增強夫妻感情，而且可以提高雙方的性慾，使性生活更加美滿。

6. 提高男性性慾特效穴——睪丸

男性的性慾一般都強於女性，但是越來越多的男性「未到中年性意闌珊」。

丈夫十分痛苦不能表達對妻子的愛，時間一長，如抑鬱、情緒波動、疲憊不堪、精神委靡等症狀相繼出現。性生活不和諧嚴重影響家庭穩定。據統計，在法院判決因感情不和的離婚案中，有80%是因為性生活不和諧而導致的。

【標準定位】

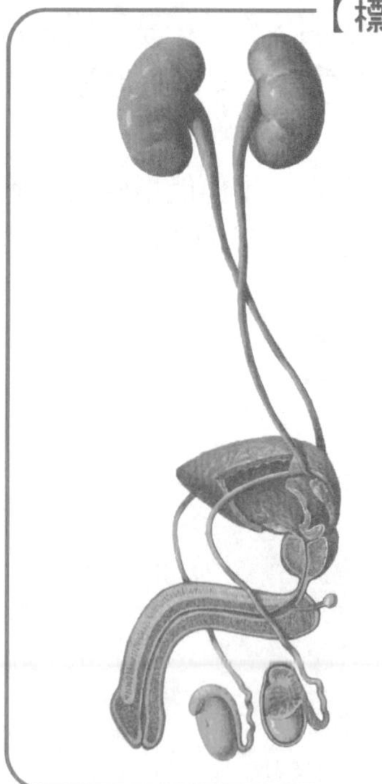

男性泌尿生殖系統結構

雙側睪丸。

【按摩手法】

兩手搓熱後以左掌心兜住雙側睪丸，右手五指併攏，覆蓋在睪丸上，輕輕按順時針和逆時針方向反覆交替搓動3～5分鐘。

再用左、右兩手的拇指、食指、中指三指分別捏住同側睪丸揉捏3～5分鐘，以感覺酸脹但沒有疼痛感爲好。

【經驗談】

聯合國性健康協會的研究發現，男性的性慾降低是由於睪丸的衰萎老化。如果睪丸的體積小於12公分^3，即表示該睪丸已經開始萎縮，體積小到10公分^{3}以下時，精子數量減少1000000以上，活性也不足正常的1/10，不僅直接導致男性不育，而且性生活品質大幅下降，陽痿、早洩及性器官萎縮開始出現。如果睪丸小到6公分^{3}以下，不僅精子數目銳減，性功能也隨之喪失。

因此可以說，睪丸是男性的「性開關」，阻止睪丸萎縮是男性「重振雄風」的關鍵所在。

男人在25～30歲時睪丸發育最爲成熟，40歲以後睪丸逐漸開始衰萎，體積變小，性功能減弱，因此，男性40歲以後經常按摩睪丸就顯得格外重要了。

7. 延長勃起時間特效穴——關元俞穴

陰莖勃起是性交得以進行的先決條件。然而，陰莖勃起是人體生理、心理等各方面綜合反應的結果。但是不盡如人意的是男性從30歲起，性功能就在不知不覺中開始衰退，至40歲左右，已經感覺到「力不從心」。50歲以後，持續勃起的時間進一步縮短。60歲以後，許多男性的勃起「轉瞬即逝」，不要說無法打「持久戰」，連完成性交有時都難以達成。

【標準定位】

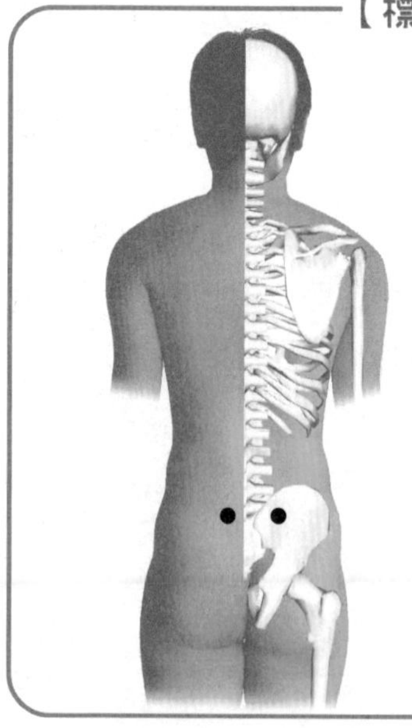

關元俞穴

位於骶部，當第5腰椎棘突下，旁開2指寬處，俯臥取穴。左右共2穴。

【按摩手法】

指壓關元俞穴

用拇指指端下壓關元俞穴，反覆進行8～10分鐘。

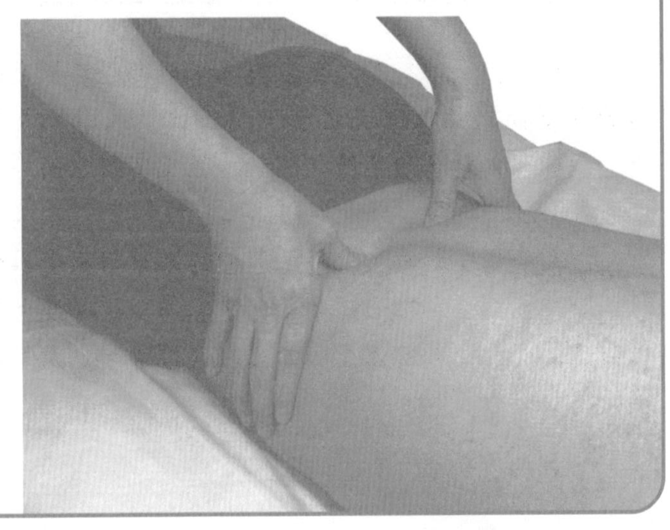

【經驗談】

性學專家告訴我們，「性」除了生育的功能之外，最重要的是娛樂功能。特別是中、老年人，生育的功能已經完成，撫養的義務也已結束，正是好好地享受「娛樂功能」的好時機。然而「力不從心」卻成了實現理想的障礙。體力衰退是最主要的原因。

關元俞穴爲一身元氣之所在，爲生化之源，男子藏精、女子藏血之處，故爲全身強壯要穴。**按壓該穴能增強體力，使性興奮得以保持較長時間**，勃起時間延長，勃起的硬度增加，從而給女性帶來性滿足，同時男性也因此而增強了自信。

8. 早洩特效穴——大腸俞穴

早洩是指過早射精。大多數專家認為：在性交時，勃起的陰莖尚未插入陰道之前，或正當插入時，或剛插入後，便發生射精，陰莖隨之縮軟，性交不得已而終止，都可稱為早洩。

初次房事或新婚，陰莖頭部神經末梢與感受器的感覺功能頗為敏感，加上過度興奮，很容易出現早洩。使用體外射精法避孕，精神因素如緊張、恐懼等，也是早洩的主要原因。

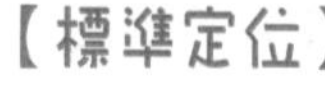

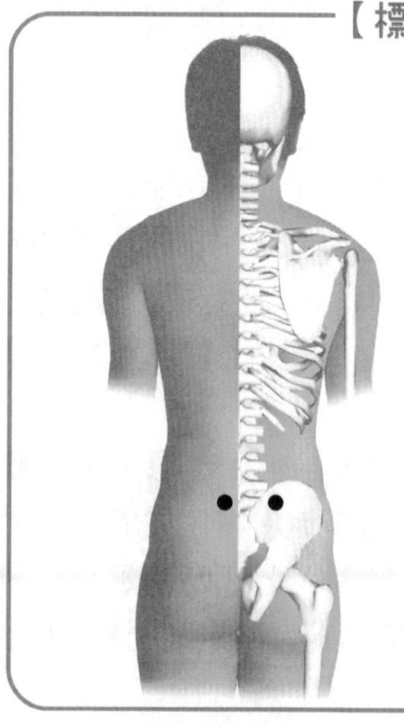

大腸俞穴

在腰部，當第4腰椎棘突下，旁開1.5寸處。左右共2穴。

【按摩手法】

推擦大腸俞穴

兩掌相合，快速搓至極熱，立即覆蓋於大腸俞穴上，反覆推擦，直至腰部透熱。也可以用雙拇指推擦大腸俞穴。

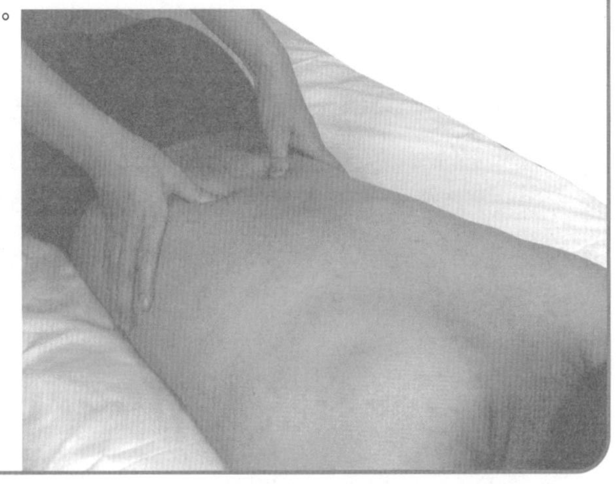

【經驗談】

除推擦大腸俞穴外，性交時配合「擠捏陰莖」是醫學界一致認定的改變早洩的有效方法。由女性擠捏陰莖，效果遠遠高於自我擠捏，因此，妻子的擠捏技巧是成功的關鍵。擠捏時，妻子坐在丈夫兩腿之間，面向丈夫，不斷地刺激陰莖，待丈夫勃起堅硬、即將射精時，妻子迅速用右手拇指放在陰莖的系帶部位，食指與中指放在陰莖的另一面，相當於陰莖冠狀溝的上、下方。擠捏壓迫4秒，然後突然放鬆。擠捏的技巧在於陰莖勃起越硬，捏擠的力量就相應加大。一般2週左右可見效，堅持3～6個月鞏固療效。據報導療效可達到95%～97%。

9. 持續老年性生活特效穴——陰廉穴

持續老年性生活對健康和長壽有十分重要的意義。

性生活能促進人體性激素的分泌，防止鈣流失，防止骨質疏鬆，促進皮膚中蛋白質的合成，防治性器官失用性萎縮。性生活能使老人雙方精神愉快，從而遠離老年性抑鬱症。

【標準定位】

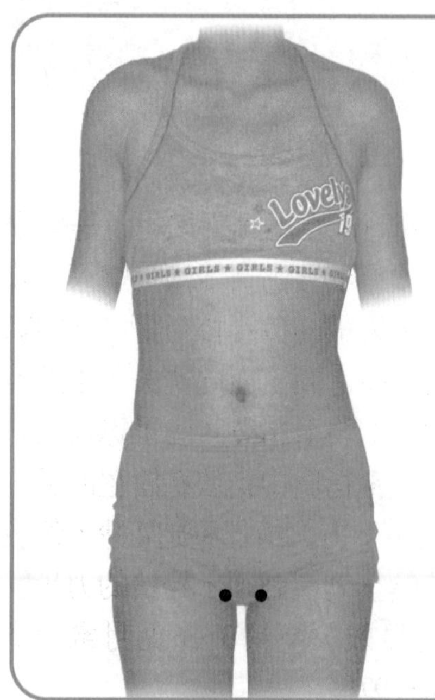

陰廉穴

在腹股溝，位於大腿根部，恥骨結節的下方，長收肌的外緣處。左右共2穴。

【按摩手法】

每晚入睡前，兩手分別沿腹股溝撫摩陰廉穴，並按壓陰莖根部兩側，共10～15分鐘。

【經驗談】

性生活時的「活塞」動作不僅能防止男性陰莖和女性陰道的「失用性萎縮」，而且精液中的「胞漿素」能抑制有害細菌核糖核酸的複製，從而能有效防止老年性陰道炎和細菌性陰道炎。

性生活還是美容佳品，能改善皮膚微循環，減輕皮膚萎縮，保持皮膚彈性而延緩衰老。絕大部分老年人的性生活可以持續到70歲以上，其中一部分人可以保持到80歲左右，個別的到90歲高齡仍有性要求。

時髦的「清晨性愛」適合老年夫妻，因爲經過一夜休息，此時的精力最爲充沛，也就最「得心應手」。適當使用潤滑劑不僅能夠「推波助瀾」，還能消除乾澀、增加情趣、促發老年女性的快感。

10. 安神醒腦特效穴——神庭穴

安神醒腦是中醫的說法，中醫所說的「神」包括精神意識、知覺、運動等在內的人體生命活動現象，所謂「得神則生，失神則死」。腦藏「神」，別名髓海、頭髓，又稱「泥丸」、「崑崙」、「天谷」。「神」安則精神愉快、思維靈敏，「神」不安則精神恍惚、注意力無法集中、失眠健忘。

神庭穴位於頭部正中線上，是安神醒腦的要穴。

【標準定位】

神庭穴

在頭部，當前髮際正中直上0.5寸。

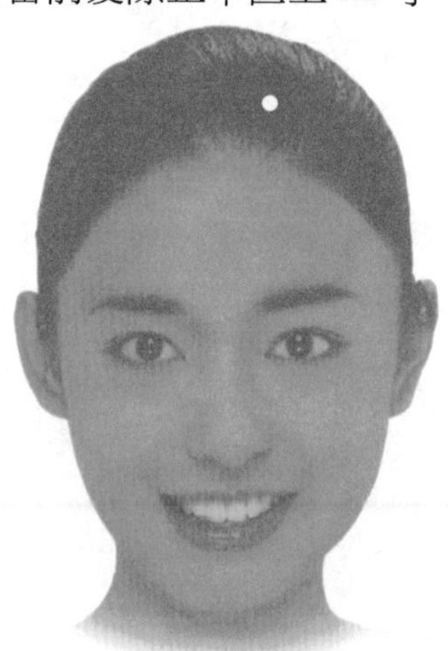

【按摩手法】

上推神庭穴

用中指指腹緊貼神庭穴下方，稍用力緩慢向上推動至頭頂，反覆進行5～6分鐘。

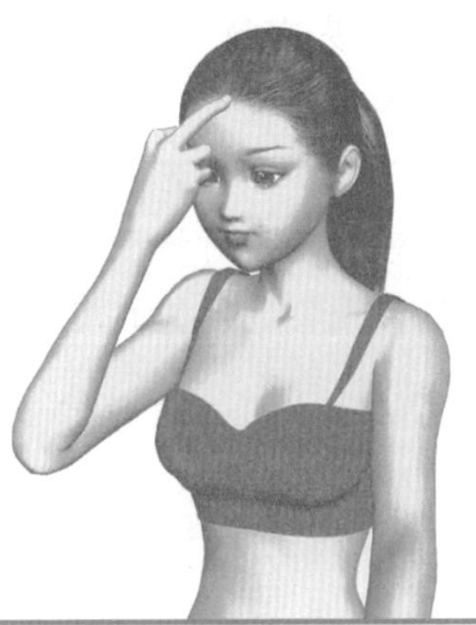

【經驗談】

神庭穴屬督脈，通腦絡腎，又與命門、氣海密切相關，命門爲元氣之本，氣海爲生氣之源，中醫謂「氣乃神之祖」，氣足神安，神安腦健矣。

現代醫學也認爲，腦不衰則全身不衰，儘管人從30歲開始，每天即有3萬～10萬個腦細胞相繼死去，每小時有1000個神經細胞發生障礙，一年內有900萬個神經細胞喪失，但畢竟腦是人體中衰老最慢的器官。「用進廢退」的原則也適於大腦，因此在每天上推神庭穴以安神醒腦的同時，積極動腦，讀書看報也是健腦的重要環節。

古人稱浴面拭擦神庭，能祛除外感之邪氣，使諸陽上升，血氣不衰，人老而面色紅潤，皺紋減少。

11. 平定情緒特效穴——少府穴

人的情緒非常容易波動，特別是受到一些因素的影響，比如心願不遂、心理壓力過大、遇到令人鬱悶的事情或面臨考試、面試等，就會出現各種各樣的情緒，包括著急、煩躁、悲傷、茫然不知所措、沮喪、憂鬱、憤怒等表現。有的人能夠很快地擺脫情緒的影響，有的人卻長久地被籠罩在不良情緒的陰影之中。

【標準定位】

少府穴

仰掌，在前臂掌側，尺側腕屈肌肌腱的橈側緣，腕橫紋上1寸。左右共2穴。

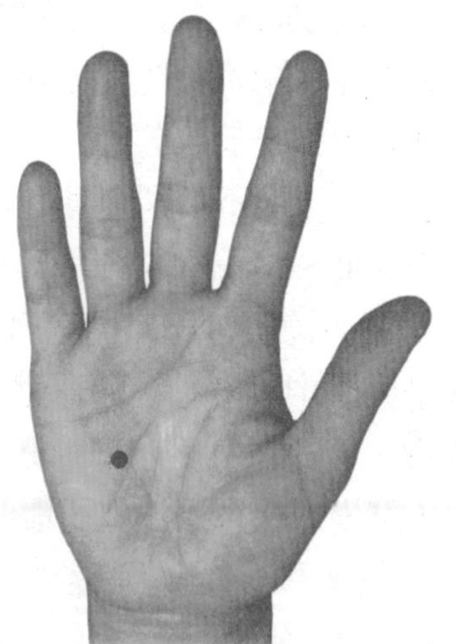

【按摩手法】

指揉少府穴

中指指端按於少府穴上，揉動或掐動，連續20次，掐3～4遍即可。兩手交替進行。

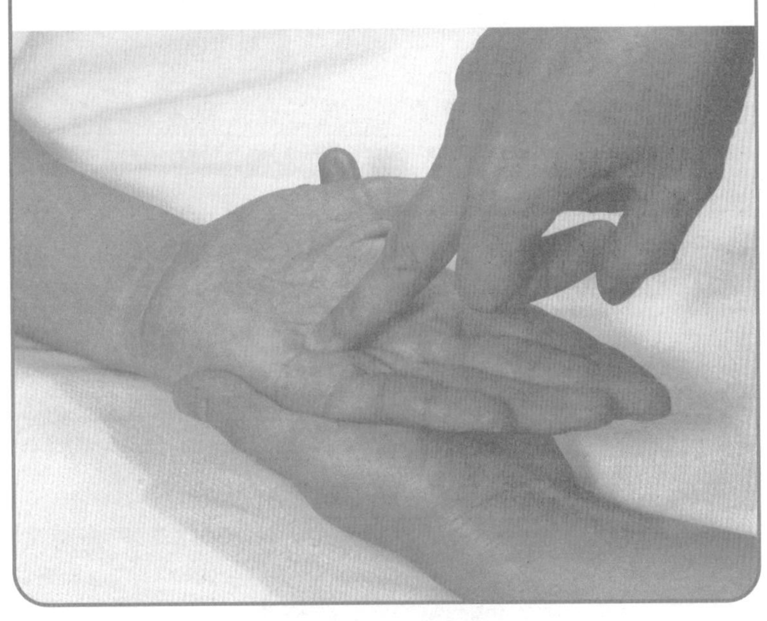

【經驗談】

人體的心經是情緒的管理中心，儘管情緒變化莫測，但與心經的關係最爲密切。心經上有一個特效穴就是少府穴。掐擦少府穴有平定情緒、放鬆心情的良好作用。

情緒波動時首先挺胸，大口吸氣，慢慢呼氣，再大口吸氣，反覆幾次，就會感覺上漲的情緒不再上漲。這就是專家們推薦的「深呼吸平定情緒法」。接著反覆掐少府穴，直至情緒平定爲止。

12. 暈車暈船特效穴——鳩尾穴

暈車、暈船的主要表現是在坐車、坐船的途中突然發生噁心、嘔吐，出現頭暈、面色蒼白，出冷汗、精神抑鬱、脈搏過緩或過速，嚴重者可有血壓下降、虛脫。多見於體質虛弱者，尤以女性為多。睡眠不足、飲食過飽、饑餓、飲酒、精神緊張、焦慮、抑鬱以及雜訊、汽油味、腥味等不良刺激，均可誘發或加重症狀。

【標準定位】

鳩尾穴

位於心窩正下方，最底下肋骨稍下處。

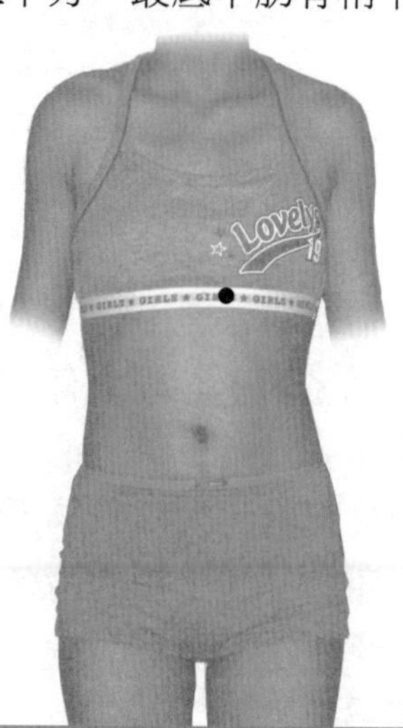

【按摩手法】

按壓鳩尾穴

端坐，先行緩慢的深呼吸，然後用拇指螺紋面置於鳩尾穴上。當呼氣時拇指稍用力按下，吸氣時拇指稍抬起，如此重複按壓直至不再嘔吐為止。

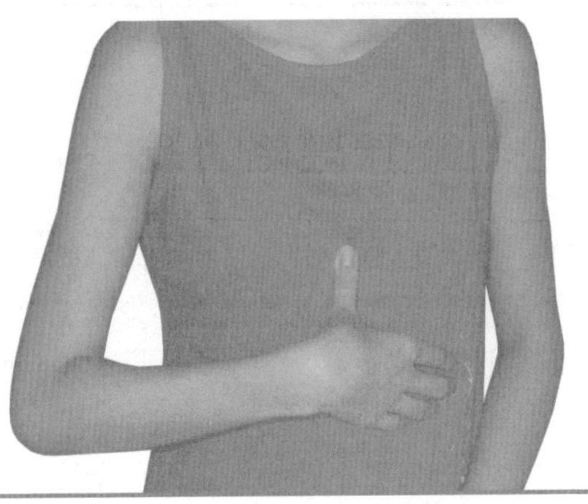

【經驗談】

暈車、暈船不僅使「當事人」十分痛苦和煩惱，給原本愉快的旅行平添「陰影」，如果與人同行，還會造成同行者「無所適從」，影響旅行的勃勃興致。

鳩尾穴是暈車、暈船的特效穴。最好在乘坐車、船前半小時就開始按壓。

個人感覺上車、船前，如果睡眠充足，精神飽滿，常常能夠「逃過一劫」。另外，上車、船前，千萬不要吃油膩的食物，也不要喝很多湯水，否則隨著顛簸，很快就會「倒」出來。吃一些乾點心，以吸收胃裡的液體，就不容易暈車、暈船了。乾點心以蘇打餅乾的效果最好。

附一 取穴方法

1. 經絡系統

人體的經脈有12條，分別是手太陰肺經、手厥陰心包經、手少陰心經、手陽明大腸經、手少陽三焦經、手太陽小腸經、足陽明胃經、足少陽膽經、足太陽膀胱經、足太陰脾經、足厥陰肝經、足少陰腎經。凡是循行分佈於上肢的稱手經，循行分佈於下肢的稱足經，循行分佈於四肢內側的稱陰經，循行分佈於四肢外側的稱陽經。陰經中分佈於四肢內側前緣的稱太陰經，四肢內側中間的稱厥陰經，四肢內側後緣的稱少陰經。陽經中分佈於四肢外側前緣的稱陽明經，四肢外側中間的稱少陽經，四肢外側後緣的稱太陽經。它們是經絡系統的主體，又稱爲正經。實際上，人體的經脈左右對稱，共有24條。

另外，身體正面中央有任脈，身體背面中央有督脈。這些經絡縱貫全身，溝通表裡上下，內屬臟腑，外絡肢節，具有運行氣血、濡養筋骨的作用。

經絡上所排列著的腧穴，稱爲正穴。經絡以外的腧穴，稱爲經外奇穴。全身有幾百個腧穴，要想全部熟記很困難，關鍵是要找到有效的腧穴並熟練運用。

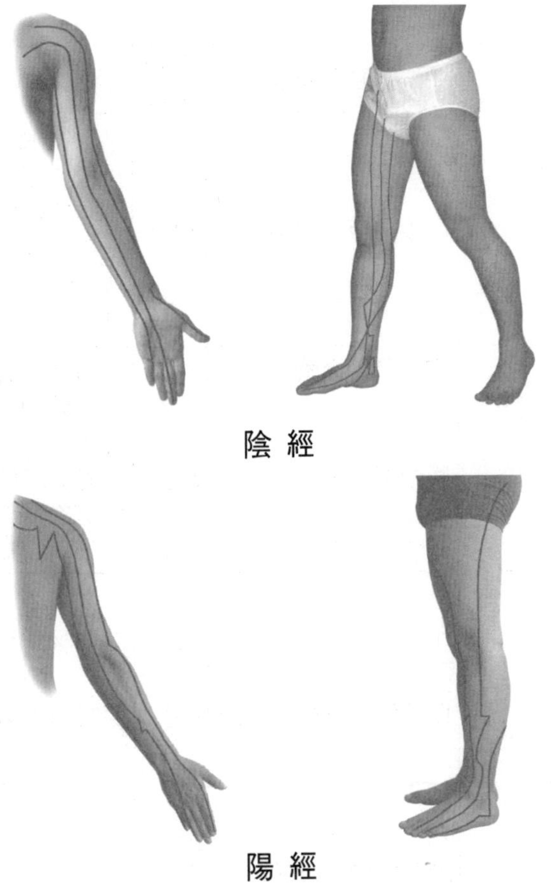
陰經

陽經

2. 人體骨度分寸

最常用的取穴方法是骨度分寸定位法，它以骨骼爲主要標誌，預先規定人體各部位的折算長度，不論男女老少、高矮胖瘦，均以同樣標準按比例測量，其內容詳見常用骨度分寸表。

分　部	部位起止點	常用骨度	說　明
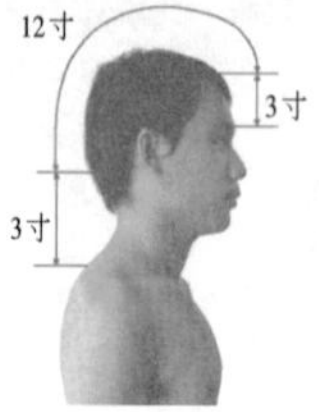	前髮際至後髮際	12寸	前後髮際不明顯者，以眉心至第7頸椎棘突下作18寸，眉心至前髮際為3寸，第7頸椎棘突下至後髮際為3寸。
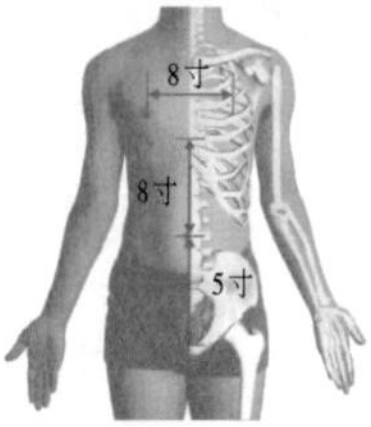	胸劍聯合至臍中 臍中至恥骨聯合上緣 兩乳頭之間	8寸 5寸 8寸	男性兩乳頭之間為8寸，乳頭約平第4肋間隙； 女性以兩鎖骨中線之間寬度為8寸； 胸骨角約平第2肋間隙
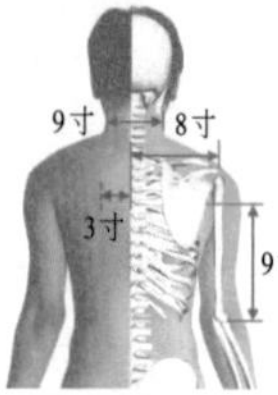	第1胸椎至第4骶椎 兩肩胛骨脊椎緣之間	21椎 6寸	肩胛骨下角約平第7胸椎 髂嵴約平第4腰椎棘突
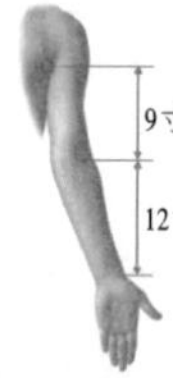	腋前皺襞至肘橫紋 肘橫紋至腕橫紋	9寸 12寸	
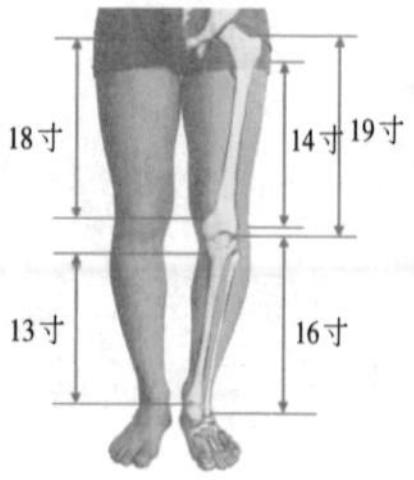	恥骨聯合上緣至股骨內髁上緣 脛骨內髁下緣至內踝高點	18寸 13寸	限於足三陰經
	股骨大轉子至膕橫紋 臀橫紋至膕橫紋 膕橫紋至外踝高點	19寸 14寸 16寸	限於足三陽經

手指同身寸取穴法可作爲骨度分寸定位法的輔助取穴法，因每個人手指的長度和寬度與自身其他部位有著一定的比例關係，所以可用患者本人的手指來測量穴位。常用拇指同身寸法和橫指同身寸法：

（1）拇指同身寸法

是以患者拇指指關節的寬度作爲1寸的定位取穴法。

（2）橫指同身寸法

是讓患者食指、中指、無名指、小指併攏，以近端指關節橫紋處爲準，4指間寬度作爲3寸的定位取穴法。

手指同身寸法量取穴位比較方便，但在實際操作中不能多次累加使用。如欲取3寸時，可用1次橫指同身寸法量取，但不能連續使用3次拇指同身寸法而作爲3寸，否則將會出現誤差。同樣道理，如欲取6寸時，不能連續使用2次橫指同身寸法。

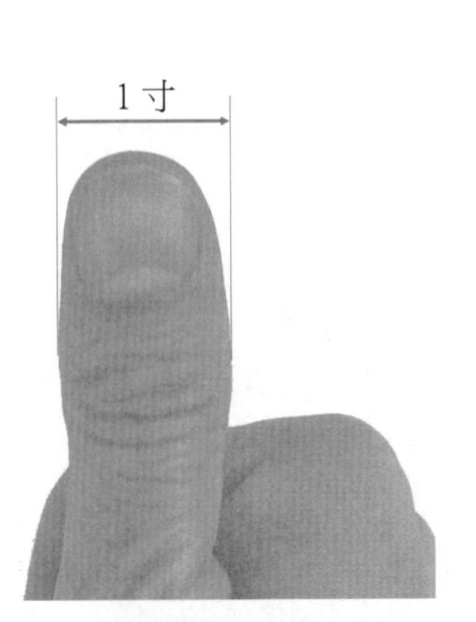

拇指同身寸法

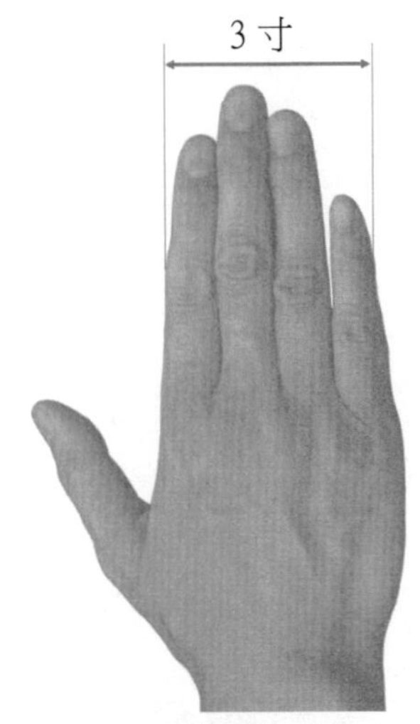

橫指同身寸法

附二 常用穴位圖

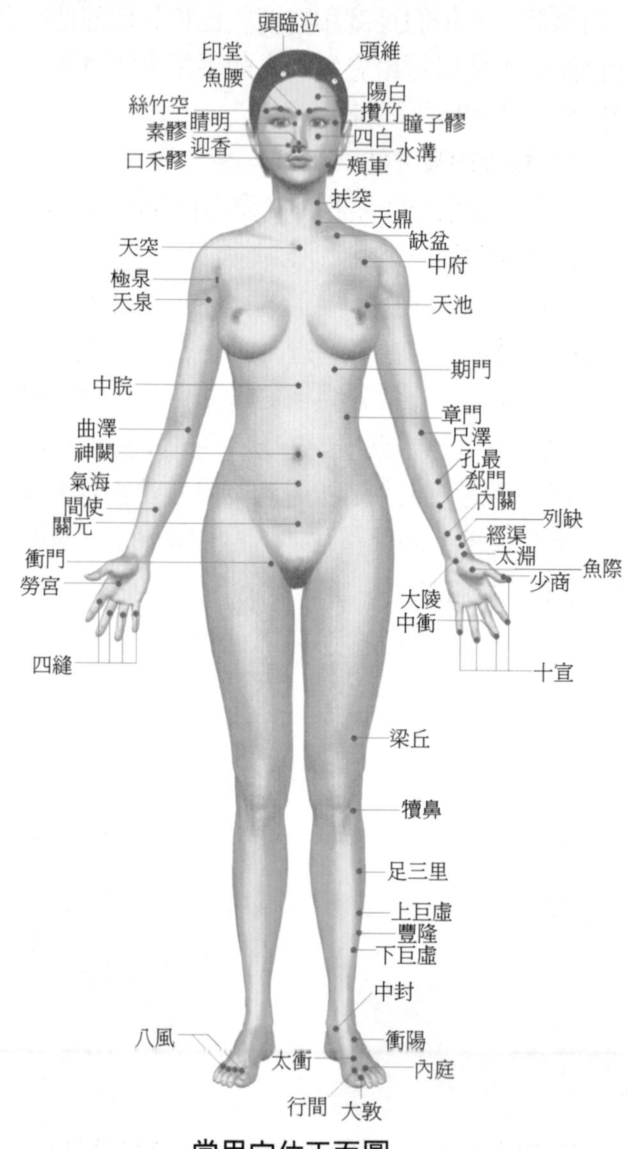

常用穴位正面圖

百會
風池
天柱
大杼
風門
大椎
肩井
巨骨
肩髎
肺俞
天宗
身柱
肩貞
神道
膏肓
心俞
神堂
至陽
肝俞
魂門
脾俞
意舍
夾脊
胃俞
命門
志室
腎俞
腰陽關
支正
支溝
秩邊
外關
養老
陽池
長強
外勞宮
後谿
八邪
液門
中渚
少澤
關衝
承扶
殷門
委中
承山
崑崙
僕參

常用穴位背面圖

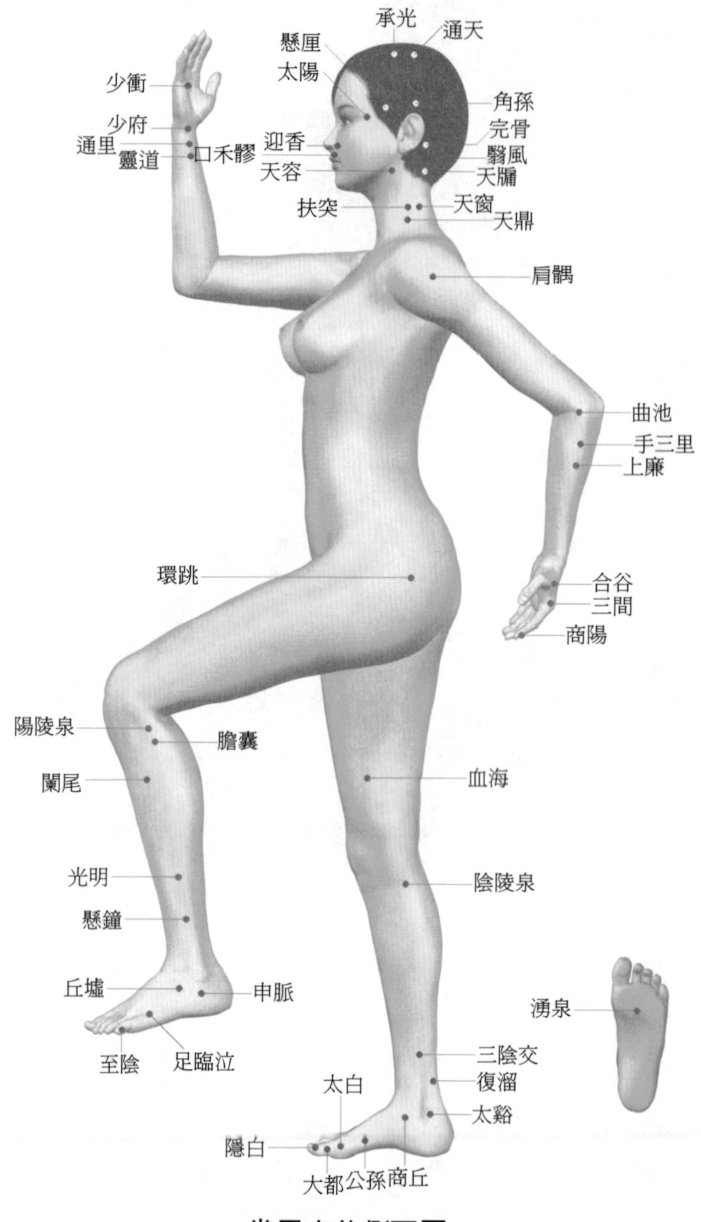
承光
通天
懸厘
太陽
少衝
角孫
完骨
少府
迎香
通里
靈道
口禾髎
翳風
天容
天牖
扶突
天窗
天鼎
肩髃
曲池
手三里
上廉
環跳
合谷
三間
商陽
陽陵泉
膽囊
闌尾
血海
光明
陰陵泉
懸鐘
丘墟
申脈
湧泉
至陰
足臨泣
三陰交
復溜
太白
太谿
隱白
大都
公孫
商丘

常用穴位側面圖

大展好書　好書大展

品嘗好書　冠群可期

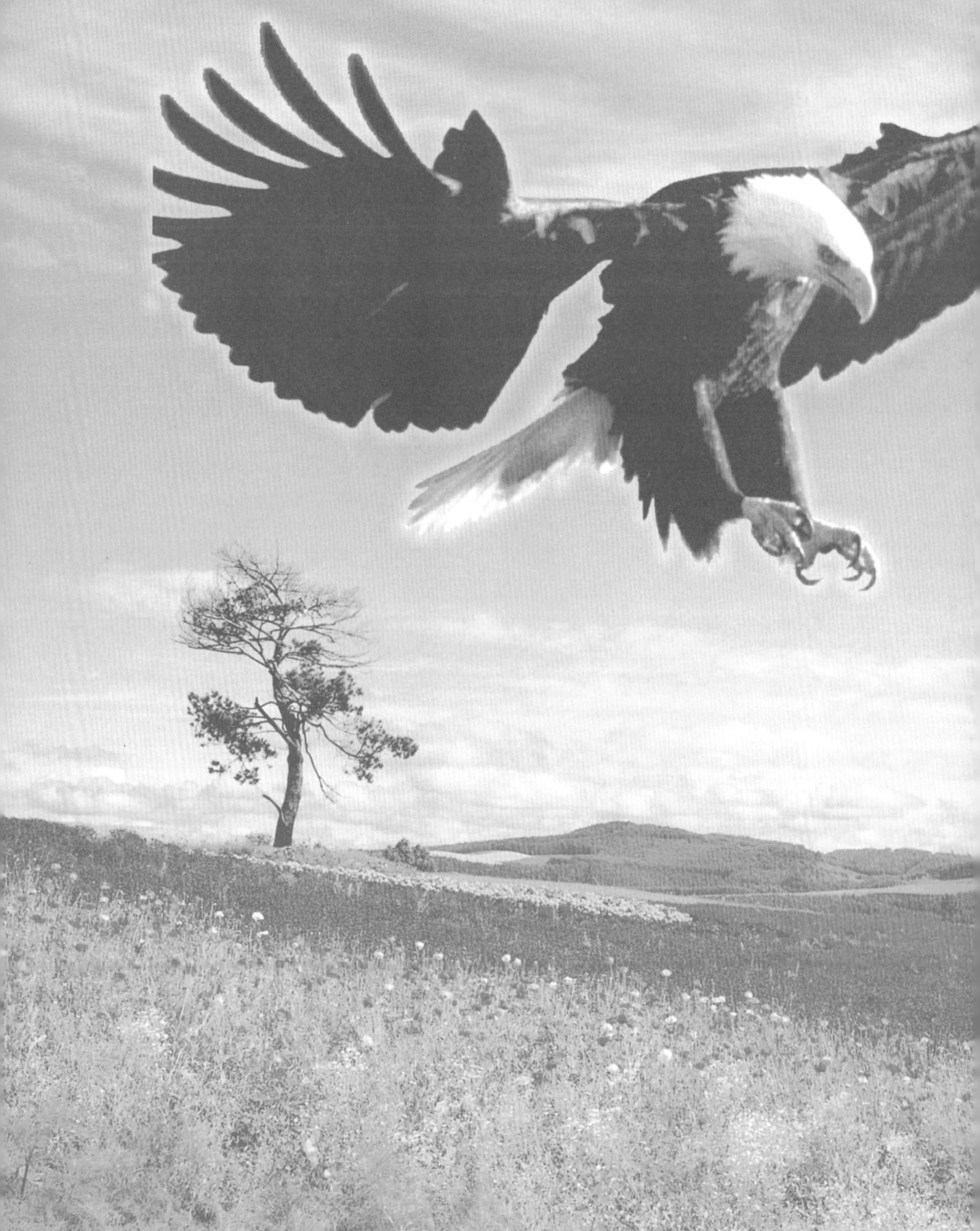